国家卫生健康委婴幼儿照护服务研修基地家庭养育系列丛书

中国福利会托儿所 编著 方 玥 主编

0—3 岁婴幼儿
膳食与食育

中国中福会出版社 · 上海

主　　编　方　玥

副 主 编　程　丹　许敏霞　高黎亚

参与编写　曾云皓　姜　涛　卞静杰

参与机构　中国福利会托儿所

上海中福会早期教育中心

上海市人口早期发展协会

致读者

遇食 · 寻味 · 思成长

食育，一个挺新的概念。

婴幼儿食育包含营养学、心理学、教育学甚至美学。换句话说，我们研究婴幼儿食育，除了琢磨给孩子吃什么、怎么吃，更重要的是探索怎样让寻常的一日三餐能与孩子的身心产生良好的互动，形成积极的关系，使孩子的成长得到更细微、更积极、更深远的帮助。

这些年，我们中福会托儿所不断拓深拓宽对婴幼儿食育的探索与实践。从最初的追求营养均衡的膳食供给，到全程化分层食育，从“为食而育”，到“以食为育”，一直到最近这几年，我们更聚焦食育在家庭的延伸，从每个家庭与食物背后的故事、自家的餐桌出发，挖掘食育活动更多的生长点，带给家长和孩子更多的收获。

这些年的食育实践，让老师们认识到，食育所追求的“平衡科学的营养”，不仅体现在为孩子提供安全、优质、丰富的营养膳食上，还包含着丰富多彩、细致入微的儿童心理、行为和饮食文化审美熏陶等等对孩子成长的影响。

比如，通过多年的观察体悟，我们发现，小小饭桌也是孩子自我意识成长的舞台。吃饭是孩子的生理需要，更是孩子心理成长的机会。一直被喂饭的孩子，会失去很多主动学习的机会。他们不能按照自己的行为节奏和心理愿望来探索世界、认识食物。因为孩子是通过抓握、咀嚼食物来了解不同食物的外观、气味、味道和形状的，如果孩子的每一顿饭、每一口饭，都是被动接受，由大人控制并且替他做决定，那么，孩子吃饭就被成人的“塞”给取代了，由吃而获得的成长路径也被“堵塞”了。

让孩子自己吃饭，有自己选择的机会，不单单培养了生活能力，更是给予了孩子宽敞的自主空间。成年人要倾听他们内心的声音、引导他们去思索“什么是自己想要的”“什么是自己该做的”，要知道，自尊自信的孩子并不是凭空长出来的。

我们在书中提出这样一个观点：要让家长和孩子真切意识到吃饭是一件快乐的事，当孩子浸润于“吃什么”和“怎么吃”的自由决策环境中，他们也许就能得到静水深流、不动声色的培养和发展。

生命早期的“食”和“有益互动”，能给予孩子成长契机，开拓孩子进步的途径。中福会托儿所秉承“让小树苗健康成长”“把最宝贵的东西给予儿童”的教育理念，取得了自己的硕果。

此外，本书还记录了中福会托儿所以及所属早教中心的老师们七十多年来在儿童营养健康方面最有价值的研究成果，分龄全年营养食谱（包括食材的选择和搭配、烹饪技巧等）、0—6 岁婴幼儿的饮食行为特点及成年人的应对方法，内容丰富、信息宽泛，具有科学性、操作性和实用性的特点。这本书既可作为托育机构的参考，也能作为婴幼儿家庭的指导，甚至可以成为国民膳食科普的教材，让愈来愈多的孩子获得成长，愈来愈多的家庭能从中受益。

“一切为了儿童，为了儿童的一切”，愿每棵小树苗都能茁壮健康成长！

2024 年 5 月

目录

概述

一、婴幼儿的营养膳食

营养是婴幼儿生长发育的物质基础，健康安全的营养是由各种食物科学合理搭配组成的。0—3 岁的婴幼儿正处于生长发育极为旺盛的时期，需要摄取大量的营养物质，以满足成长的需求。

食物中的营养为婴幼儿健康奠定基础。食物是人体获取能量的来源，是生长发育的基础，尤其在 0—3 岁婴幼儿时期，人的生长十分迅速，需要大量的营养物质。现代医学研究证明，合理的营养是构筑人体的关键之一，食物是构成人体的基本物质来源，它在整个生命的构建中发挥不可替代的作用。生命早期的营养和喂养对体格生长、智力发育、免疫功能等近期及后续健康产生至关重要的影响。

食物中的营养会影响婴幼儿的智力发展。营养与神经系统的发育有很大关系，而神经系统的发育在很大程度上又代表智力的发育。人类脑细胞发育是一次性完成的，若在脑发育时期营养不足，就会影响脑细胞的分裂和成熟，造成脑细胞数量减少，而且无论将来怎样加强营养，细胞的数目也很难再增加。近代生理科学研究证实，在生命的头三年，如果营养摄取不足，将会影响儿童的智力水平和能力的发展。脑科学家经研究发现，缺乏营养的儿童，不仅记忆力差，还缺乏好奇心和探索精神。

随着生活水平的提高，父母虽然重视孩子的科学喂养，但**在孩子的膳食供**

给上存在一定的误区。3岁前是膳食变化最为多样的阶段，从喝母乳到添加辅食，再到学习吃接近成人食品的固体食物，不同阶段的科学过渡，关系到婴幼儿早期的营养摄入。有的父母因为缺乏相关的婴幼儿发展知识，在实际养育中，在孩子的膳食安排上，存在这样或那样的误区。

比如0—1岁的宝宝，有的家长在进行母乳喂养过程中，会忍不住提前给宝宝添加辅食，家长的想法可能是觉得丰富多样的美食能带给宝宝更多的营养；有些家长在辅食添加过程中，觉得制作泥糊有点麻烦，就直接跳过了这个阶段。其实，营养的吸收受到口腔唾液酶分泌、肠胃消化能力等因素的影响，在这种错误的喂养方式下，看似孩子都吃到肚子里了，但是实际上并不能很好地吸收食物中的营养物质。还有的家长用果汁饮品代替白水；给宝宝喂食保健品替代食物、用菜汤浓汁泡饭给宝宝吃等，主观地认为这样的食物更营养美味，但实际上长期如此，反而会导致宝宝食欲减退，不利于孩子的生长发育。

再比如在1—3岁婴幼儿的一日三餐膳食安排上，一般是早餐安排很单一，以牛奶鸡蛋为主；中餐马马虎虎做一点，有时候还用汤汁拌饭给宝宝吃；晚餐是三餐中吃得最丰盛的，常常是鱼肉超量。不仅如此，家长在膳食制作上，缺乏搭配意识，家庭的食谱很简单，食物很单调，这些都容易造成孩子的营养摄入不均衡，从而导致营养不良、肥胖，还容易引发挑食、偏食的问题。

因此，营养膳食供给需要家长了解不同年龄段婴幼儿的**营养需要**，并注重**科学配膳、合理烹调**。

二、婴幼儿的早期食育

食育，就是饮食教育，是指孩子通过各种各样的活动学习，获得有关饮食的各种知识，养成健康的饮食习惯，从而达到健康生活的目的。中国社会快速发展，短短几十年，人们从食物匮乏转而过上了食物极其丰富的生活。变化有点快，有时人们的心理状态还没有转变过来，比如一些老人总是担心孩子营养不够，觉得吃得多身体好，还要吃得精细。食物越来越丰富，不良饮食习惯造成的相关的疾病也越来越普遍。还有研究发现，一些不良的饮食行为，如不吃早餐、家庭成员经常不在一起用餐等，也可能对孩子的成长产生一些负面影响，甚至引发一些相关的社会问题。在这样的背景下，对下一代的食育受到了越来越多的关注。

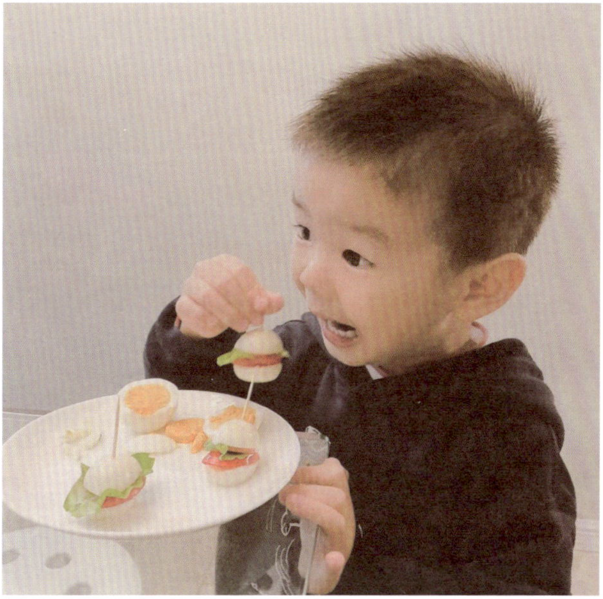

食育，要从娃娃抓起。对于3岁以前的孩子，父母就是孩子最好的食育老师。在家庭开展食育活动能让孩子从小养成良好的饮食习惯，学会健康的生活方式，形成热爱生活的积极情感。不仅如此，从“以食为育”的视角出发，食育也具有培养孩子健全人格、传承文化、密切家庭情感、建立文明个体行为等广泛的社会功能。以食材为载体，设计开展游戏活动和各种探索活动，让孩子获得动作、情感、社会化、语言等各方面的发展；以美食为媒介，让孩子们熟悉本地区的饮食文化，也有机会了解其他地方的风土人情，感知小小的自己与大大的祖国的联系；结合食物、节气、传统饮食文化等元素，丰富孩子们的饮食体验，更能让他们亲身感受中国传统文化的源远流长。食育的过程也是父母陪伴孩子最自然、最有效的时间段之一。孩子和爸爸妈妈一起采购、一起切配、一起制作、一起期待成品、一起品尝，这些充满欢声笑语的点滴都在孩子的脑海里刻下了对“家”的温馨记忆。

0—3 岁是食育的初始阶段，家长可以从下面几个方面丰富孩子在家的食育体验。

第一，**为孩子创造和各种食物接触的机会**。3 岁以前的食育，最重要的就是让他们从小尝试各种食物的味道，从而接受各种食物，通过看看、摸摸、尝尝等各种感官体验，培养对食物的认知能力。

食育，其实从胎儿期就开始了，并且在母乳喂养、辅食添加的过程中得到启蒙和发展。有研究证实，妈妈孕期不挑食、不偏食、有良好的饮食习惯，孩子出生后，更容易顺利添加辅食；也有研究证实，在母乳喂养期间，妈妈进食不同的食物，孩子也能通过母乳感受和经历不同的味道，之后也更容易接受不同味道的辅食，较少出现拒食、挑食的问题。

第二，**让孩子爱上食物的制作**。如果孩子喜欢食物，饮食便成了愉快的生活体验，成了“玩”食物的过程。反过来，如果孩子对食物没有兴趣，食欲也会受到影响，久而久之会引发挑食和拒食，严重时还会引发营养不良和贫血。

培养孩子喜欢食物，要让他参与到选择食物、加工食品的过程中，通过合理搭配、加工烹饪各种食物，让孩子享受到各种营养丰富的美食。食育进家庭，父母要先行，希望父母工作再忙也要有和孩子一起烹饪美食、享受美食的时光，允许孩子进菜场、逛超市、进厨房，这些都能让孩子爱上食物的制作。

第三，**让孩子自己吃饭**。吃饭，本是人的生理需要，应该是一个愉快的过程。

孩子从 2 岁开始，就会有强烈的自主意识，对饥饿感、饱腹感以及不同食

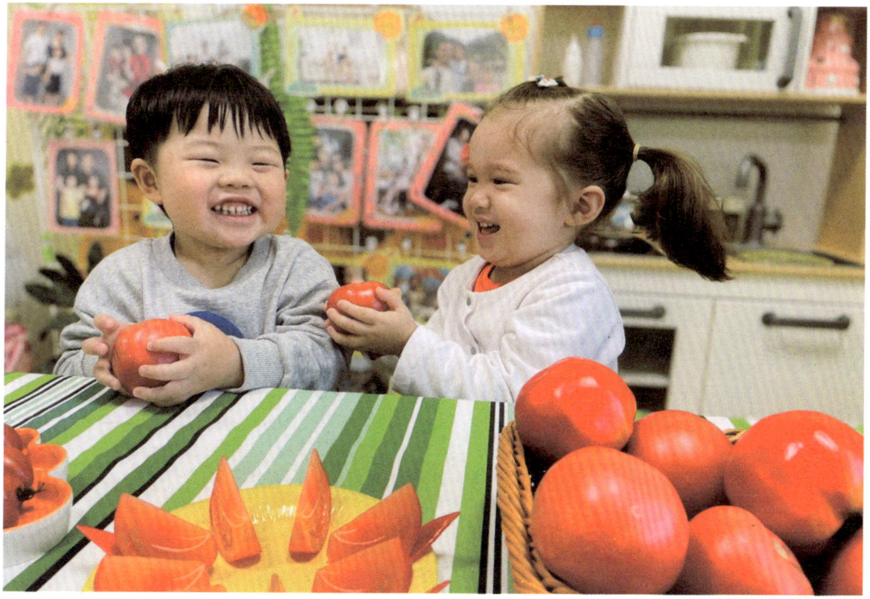

材带来的口感，都有自己的感受。孩子自己进餐可能会吃得少一点，会拿着勺子捣乱，会撒得到处都是，但这些都是孩子手眼协调能力、手部精细动作不断发展的好机会。

一直被喂饭的孩子，会失去很多学习的机会。孩子不能按照自己的节奏和愿望来探索、认识食物，他们不能通过抓握和咀嚼，了解不同食物的外观、气味、味道和形状。一直被喂饭的孩子不能自主决定送进自己嘴里的这一口食物是什么，自己将要吃什么。每一顿饭、每一口饭都是由大人替他决定，孩子吃饭的乐趣被成人的“塞”消解了。

尊重孩子的选择，不要强迫孩子，让他自然自主地探索和品味食物。哪怕他只尝试了一点点，也是进步，要积极鼓励，父母的话语不要带有否定词；有了选择权，孩子的自主性才能体现，自信心会增加，同时学习为自己的选择负责。比如，吃得慢了，可能玩的时间少了；吃得少了，可能很快就饿了。给予孩子宽敞的空间，倾听他们内心的声音，引导他们去思索什么是“自己想要的”“自己该做的”，这远比一顿饭的营养更能让他们受益终生。

第一章

0—6 月龄婴儿的喂养和食育启蒙

本章摘要

- **0—6 月龄的宝宝要坚持母乳喂哺，以纯母乳为该阶段的首选食品。**
- **母亲重视自身在哺乳期的平衡膳食，保证营养丰富、品种多样。**
- **母乳也是食育启蒙的“食材”。**
- **开展回应式喂养。**
- **营造温暖安全的心理环境。**

一、0—6月龄婴儿的科学喂养

在2022年颁布的《0—6月龄婴儿母乳喂养指南》中指出，0—6月龄提倡母乳，且仅需喂养母乳就能提供给婴儿全面的营养。对于无法提供母乳的，才选取正规的婴幼儿配方奶粉进行喂食，以保证营养和安全。

6月龄内是人一生中生长发育的第一个高峰期，这一阶段母乳是婴儿最好的食物，而且母乳是无可替代的，母婴家庭应树立科学喂养理念，形成科学喂养行为。

（一）全面了解母乳喂养的重要性

在国家卫健委等部门联合印发的《母乳喂养促进行动计划（2021—2025年）》中提出，母乳喂养有益母婴健康，可以促进婴儿体格和大脑发育，增强婴儿免疫力，减少感冒、腹泻、肺炎等患病风险，减少成年后肥胖、糖尿病和心脑血管疾病的发生，还可减少母亲产后出血、乳腺癌、卵巢癌的发生风险。可见，母乳喂养对婴儿和乳母均有多方面的健康益处。

1. 母乳能完美适应婴儿未成熟的消化功能

婴儿消化器官和排泄器官发育尚未成熟，功能不健全，对食物的消化吸收能力及代谢废物的排泄能力仍较低。母乳既可提供优质、全面、充足和结构适宜的营养素，满足婴儿生长发育的需要，又能完美地适应其尚未成熟的消化能力，并促进其器官发育和功能成熟。

2. 母乳是完成宫内宫外过渡的最好食物

6 月龄内婴儿需要完成从宫内依赖母体营养到宫外依赖食物营养的过渡，来自母体的乳汁是完成这一过渡最好的食物，基于任何其他食物的喂养方式都不能与母乳喂养相媲美。

3. 母乳能满足婴儿全面营养需求

母乳作为经历亿万年进化而产生的乳腺分泌液，是婴儿的天然口粮。母乳中的营养素和多种生物活性物质构成一个特殊的生物系统，能满足婴儿 6 月龄内全部液体、能量和营养素的需要，为婴儿提供全方位呵护，助其在离开母体子宫的保护后，仍能顺利地适应大自然的生态环境，健康成长。

4. 母乳喂养能为婴儿提供适量的能量

母乳中的营养能提供婴儿适量的能量，避免过度喂养，使婴儿获得最佳的、健康的生长速率，为其一生的健康奠定基础。

5. 母乳喂养有助乳母身心健康

通过乳汁合成与分泌，可以消耗乳母孕期储存的脂肪，较易恢复到孕前的体重。哺喂的过程有助于母婴情感交流，为乳母提供最佳情感慰藉，还能降低产后抑郁以及后续发生乳腺癌、卵巢癌等疾病的风险。

（二）科学实施母乳喂养的关键

乳母在母乳喂养过程中，可能会出现各类问题，我们总结了以下科学实施 6 月龄内婴儿母乳喂养的关键建议。

1. 产后尽早开奶，重视尽早吸吮

· 分娩后母婴即刻开始不间断的肌肤接触，观察新生儿觅食表现，帮助开始母乳喂养，特别是让婴儿吸吮乳头和乳晕，刺激母乳分泌。

· 出生后体重下降只要不超过出生体重的 7%，就应坚持纯母乳喂养。

· 婴儿吸吮前不需过分擦拭或消毒乳房。

· 通过精神鼓励、专业指导、温馨环境、愉悦心情等辅助开奶。

2. 坚持 6 月龄内纯母乳喂养

· 绝大多数母亲都能纯母乳喂养自己的孩子，应坚持纯母乳喂养至婴儿满 6 月龄。

· 母乳喂养期间不要喂任何母乳以外的食物，包括水。

· 坚持让婴儿直接吸吮母乳，只要母婴不分开，就不用奶瓶喂哺人工挤出的母乳。

· 由于特殊情况需要在婴儿满 6 月龄前添加母乳之外其他食物的，应咨询医务人员后谨慎做出决定。

· 任何婴儿配方奶都不能与母乳相媲美，只能作为母乳喂养失败后的无奈选择，或母乳不足时对母乳的补充。配偶和家庭成员应支持鼓励母乳喂养。

3. 回应式喂养，建立良好的生活规律

· 及时识别婴儿饥饿及饱腹信号并尽快做出喂养回应，哭闹是婴儿表达饥饿信号的最晚表现。

· 按需喂养，不要强求喂奶次数和时间，但新生儿可能在每日 10 次以上。

· 婴儿异常哭闹时，应考虑非饥饿原因。

4. 适当补充维生素 D，母乳喂养无需补钙

· 纯母乳喂养的婴儿出生后数日开始每日补充维生素 D10 毫克。

· 纯母乳喂养的婴儿不需要补钙。

· 出生后注意补充维生素 K。

5. 定期监测体格指标，保持健康生长

· 身长和体重是反映婴儿喂养和营养状况的直观指标。

· 6 月龄内婴儿每月测量一次身长、体重和头围，病后恢复期可增加测量次数。

· 选用国家卫生标准《7 岁以下儿童生长标准》(WS/T 423—2022) 判断生长状况。

· 出生体重正常婴儿的最佳生长模式是基本维持其出生时在群体中的分布水平。

· 婴儿生长有自身规律，不宜追求参考值上限。

（三）保障母乳质和量的举措

母乳的质和量受哺乳期母亲的影响较大，哺乳期母亲经历过妊娠分娩的营养耗损，同时又要承担分泌乳汁、哺育婴儿的重担。如果乳母营养不足，不但会影响母体健康，还会降低乳汁质量，从而影响婴儿的生长发育。因此，乳母

的合理膳食是保障母乳质和量的关键。

1. 膳食安排增加能量、蛋白质和水，适当加餐

鉴于乳母作为特定人群存在的营养健康问题，建议乳母在一般人群膳食指南准则的基础上，还需遵从核心推荐。

一般人群膳食指南准则

· 在食物多样的基础下，坚持谷类为主，合理搭配。

· 积极进行日常活动和运动，减少久坐时间，以合理的食物摄入量和身体活动量维持能量平衡，维持健康体重。

· 餐餐有蔬菜，天天吃水果，常饮奶，吃全谷物、大豆及豆制品，实现平衡膳食。

· 适量吃鱼、禽、蛋、瘦肉，少吃深加工肉制品、肥肉。

· 培养清淡饮食习惯，少盐少油，不喝或少喝含糖饮料。

· 定时定量，不漏餐，足量饮水，少量多次，不用饮料代替白水。

核心推荐

· 产褥期食物多样不过量，坚持整个哺乳期营养均衡。

· 适量增加富含优质蛋白质及维生素 A 的动物性食物和海产品，选用碘盐，合理补充维生素 D。

· 多喝汤（荤汤、素汤皆可）和水，不宜喝太浓、脂肪太多的汤，以免影响食欲，影响婴儿消化。

· 不吃或少吃刺激性食物及饮料，如辣椒、大蒜、咖啡、浓茶等，忌烟酒。

· 增加身体活动，促进产后恢复健康体重。

· 充足睡眠，坚持母乳喂养。

2. 乳母膳食要保证营养均衡，食物多样但不过量

乳母一日食物建议量

谷类	薯类	蔬菜类	水果类	鱼禽蛋肉类（含动物内脏）
225—275 克	75 克	400—500 克	200—350 克	175—225 克

牛奶	大豆类	坚果	烹调油	食盐	饮水量
300—500 毫升	25 克	10 克	25 克	5 克	2100 毫升

（来源：《中国居民膳食指南（2022）》）

二、0—6 月龄婴儿的食育启蒙

母乳是这一阶段婴儿的最佳口粮，也是他们出生后感知食物的唯一来源（除特定情况不得不放弃母乳而选择配方奶）。事实上，早在胎儿时期，他们就通过吞咽羊水来感知人类食物的风味。从生命早期让健康饮食的意识萌发，对孩子长久的健康有着重要意义。

（一）0—6 月龄婴儿的食育启蒙要点

1. 通过母乳传递食物的味道

母乳的味道对于婴儿来说是独一无二的。母乳通常带有淡淡的甜味和奶香味，这是因为母乳中含有丰富的维生素、蛋白质和脂肪等营养物质。这些营养物质在代谢转化后会产生独特的气味，从而赋予母乳特有的味道。

其实，婴儿的味觉在出生前就已经开始发育，胎儿在母亲体内时，就能通

过羊水来感知食物的味道。对于 0—6 月龄的婴儿，母亲摄入的食物，都可能通过母乳传递给孩子，从而影响他们的味觉体验。

品尝味道是食育最重要的内容，因此妈妈应坚持平衡膳食，样样食物都要吃，不挑食，不偏食，将所有食物通过妈妈的饮食转化为母乳的气味与味道传递给婴儿，就是给孩子最好的食育启蒙。

2. 回应式互动激发婴儿对“吃”的自主性

婴儿天生就能感知饥饱。回应式喂养中，及时应答是帮助婴儿建立良好进食习惯的关键。婴儿出现寻觅、哼唧、哭闹是婴儿饥饿的信号，而婴儿停止吸吮、闭着小嘴、头转开、吐出乳头、脸上有满足感等往往代表饱腹感。成人应及时感知婴儿的饥饱，尊重婴儿的选择，不强迫哺喂，以积极的态度面对，有助于强化婴儿感受饥饱的能力，让婴儿自己保持对饥饱的敏感，对其后续学习自主进食，知道摄入合理适量的食物，建立规律的饮食习惯有重要影响。

3. 营造温暖安全的心理环境建立对“吃”的积极情感

美国心理学家罗伯特·范兹 (Robert Fantz) 的视觉偏好实验表明，婴儿已经有“面孔偏好”，尤其喜欢妈妈的面孔，妈妈积极的面孔会增强婴儿内心的安全感。另一项研究显示，胎儿在 30 周的时候，听觉及大脑的感应机制已发展成熟，且能听母亲讲话，出生后婴儿能分辨母亲语言与其他语言的差别。另外，美国心理学家哈利·哈洛 (Harry F. Harlow) 做的恒河猴实验表明，婴儿也需要包裹着爱意的温暖怀抱。

恒河猴实验及启示

实验中制作了两只代理母猴——铁丝猴妈妈和绒布猴妈妈。铁丝猴妈妈的身上有哺乳装置，可以给幼猴提供食物，而绒布猴妈妈只有温暖的绒布，不能给幼猴提供食物。实验中，幼猴大多数时间都是抱着绒布猴妈妈度过的，只有在饥饿的时候才会去铁丝猴妈妈那里吃奶，吃完后再次回到绒布猴妈妈身上。当房间里只有铁丝猴妈妈时，猴宝宝会显得不知所措，坐立不安。当房间里只有绒布猴妈妈时，猴宝宝则明显安定下来，它会扑在绒布猴妈妈身上，哪怕饿肚子也愿意和绒布猴妈妈待在一起。哈洛再次升级他的实验。他在绒布猴身上安装一些机关，让绒布猴妈妈来攻击幼猴，结果是，即使被绒布猴妈妈弄得遍体鳞伤，幼猴依然会毫不犹豫地冲回绒布猴妈妈的怀抱，坚决要跟绒布猴妈妈在一起。随着小猴子的长大，哈洛观察到绒布猴妈妈抚养长大的猴子都出现了严重的心理问题。

哈洛决定改进一下实验，他设计了一个可以摇摆的绒布猴妈妈，不但柔软还能陪幼猴玩耍，改进后的实验表明，这样抚养长大的猴子基本上都是正常的。

可见，母亲积极的面孔、温柔的声音、温暖的怀抱，对婴儿都有着特殊的作用，能有效增强孩子的安全感，这也提醒家长，要多给孩子积极的回应，让孩子感受到被爱，有助于孩子建立安全的依恋，保障孩子身体、心理健康发展。

因此，在食育启蒙阶段，不管是母乳亲喂，还是因特殊情况选择的人工喂养，请以亲密的肢体接触、肯定的眼神交流、温柔鼓励的声音跟婴儿进行互动吧。这样甜蜜的喂养过程也是宝宝的初次社交体验，他们会感受到来自妈妈的专属气味和浓浓爱意，会保持愉悦、放松的情绪，安心地吸吮进食，获得成功的吸吮体验，感受到进食是件美好的事情。放松的情绪也会助益他们的消化和吸收，这些都将最终促进婴儿行为发展和心理健康。

（二）0—6 月龄婴儿的食育启蒙案例

要喂奶啦！

要给宝宝喂奶了，妈妈不要着急忙慌，抱起宝宝就开始“投喂”。在哺喂前，创设一个舒适、宁静且温馨的环境是非常重要的。这样的环境不仅有助于妈妈放松身心，减轻哺乳的压力，同时也能让宝宝感受到安全和舒适，从而更愿意接受哺乳。

场景建议

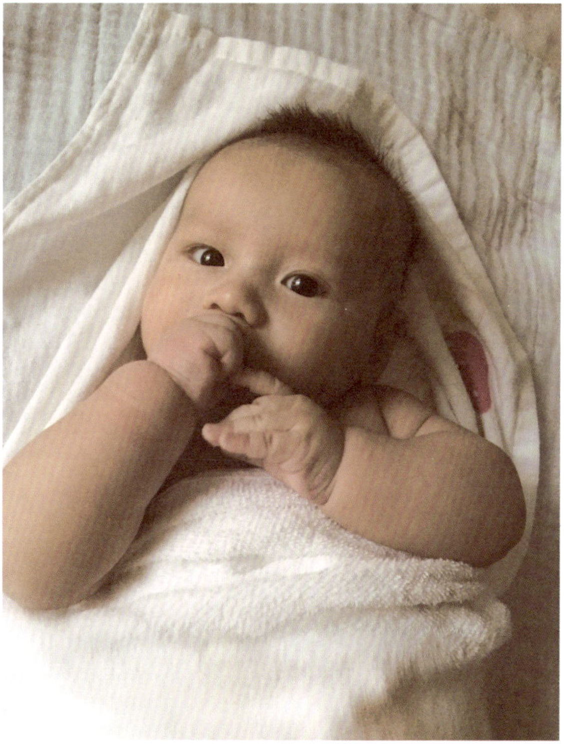

选择一个合适的地方。最好选择家中或者周围安静、相对私密的地方，家中安静的房间、商场专门的母婴室都是不错的选择，避免嘈杂和干扰，让妈妈和宝宝能够专注于哺乳；确保哺喂区域干净、整洁，没有杂物和异味，这有助于哺喂时母亲和婴儿保持愉悦的心情；保持空气流通，避免空气污浊和闷热，可以打开窗户或使用空气净化器来改善空气质量；准备必要的用品，如尿布、湿巾、乳头霜等，这可以让母亲在哺喂过程中更加从容和自信。

营造充满爱的空间。柔

和的光线可以让妈妈和宝宝感到舒适和放松。同时，保持适宜的温度也非常重要，不要让宝宝感到过热或过冷。妈妈需要一个舒适的座椅来支撑身体，减轻哺乳时的压力，可以选择一个带有扶手的椅子，或者添加一个哺乳枕来支撑宝宝的头部和颈部。播放柔和的音乐，柔和的音乐有助于放松妈妈和宝宝的心情，让哺喂过程更加愉快。可以选择一些轻音乐或自然的声音，如流水声、鸟鸣声等。

柔和的启动。在准备给宝宝喂奶时，妈妈不要急着抱起宝宝，可以先和宝宝打声招呼，“打开音乐啦，宝宝要吃奶了”；在宝宝准备好后，轻轻刺激他们的嘴唇或脸颊，以触发吸吮反射，妈妈可以用手指轻轻碰触宝宝的唇部，然后迅速地将乳头送进他们的嘴里。

陪宝宝“吃饭”

在哺喂过程中，与宝宝进行互动，能使哺喂过程更加愉快和舒适。让宝宝有一个不错的吃的体验，未来他可能就会成为一个“小吃货”。

场景建议

给予回应式互动。在哺喂时，保持与宝宝的眼神接触。这种亲密的目光交流有助于建立与宝宝的情感联系，并让他们感到安全和舒适。注意宝宝发出的声音和表情，家长如果葆有童心地尝试模仿和回应宝宝的声音和表情，您与宝宝之间的互动便开启了，这一方式还能锻炼他们的听觉和发音功能。当然在哺喂过程中，注重模仿和回应宝宝的成人也一定会留意宝宝的反应，如果他们看起来不舒服或疲倦，需要及时调整哺喂方式或适当休息。

创建安宁的内心环境。微笑和温柔的语言可以传达出您对宝宝的关爱和温暖，给宝宝带去安全感。您可以用柔和的声音与宝宝说话，比如告诉孩子“你在吃奶哦，宝宝真棒”或者“妈妈爱你，宝宝”。在哺喂过程中，您轻柔地抚摸宝宝的头部、背部或小手、小脚时，这种身体接触可以让宝宝感到更加放松和安心，也能将您和宝宝的亲子关系连接得更为紧密。还有，请尽量保持环境的安静和放松，避免嘈杂的声音和干扰，这样宝宝就更能够专注于吃奶并享受这个过程。

找到适合的哺喂姿势。尝试不同的哺喂姿势，以找到最适合您和宝宝的舒适姿势。无论是坐着还是躺着，都要确保宝宝的头部和颈部得到良好的支撑。宝宝正确衔住乳房时，他的下颚应该对着您的乳头，并且能含住整个乳头和乳晕，而不是只吸吮乳头的一部分。舒适的姿势和正确的含乳，有助于宝宝获得足够的乳汁，体验到成功吸吮的自信，还能减少妈妈乳腺管堵塞的风险。在宝宝开始吸吮后，您还可以轻柔地挤压乳房，帮助乳汁更容易流出，但要注意不要过于用力或过快地挤压，以免使宝宝感到不适或呛奶。

记住，每个宝宝都是独特的，因此请根据您的宝宝的个性和需求来陪宝宝“吃饭”，相信在您对宝宝的亲密陪伴中，孩子能获得一个舒适的吃的体验，并感到被关爱和照顾。

家庭食育小讲堂：“分段”食育

家庭食育不仅是食物教育，其核心更在于培养孩子对生活和生命的正确观念，以及能更好地生活的能力。

从胎儿期起，孩子就与食物、味道产生着联系，可以说食育是人一生中学习和生活的过程，对婴幼儿影响是深远且具体的。婴幼儿的身体在不断地发生着变化，0—3 岁是婴幼儿身心快速发展的阶段，每个阶段又有其相对稳定和独立的阶段。婴幼儿奶粉要“分段”，膳食和食育也可以“分段”。2022 版《中国居民膳食指南》中第二部分介绍了特定人群膳食指南，其中的婴幼儿喂养指南，划分了婴幼儿月龄段，提供各个月龄针对性的建议。2022 年国家卫健委颁布的《3 岁以下婴幼儿健康养育照护指南（试行）》，划分婴幼儿月龄段，提供辅食添加、亲子交流互动的要点。本书划分月龄段，分述 0—6 月龄、7—12 月龄、13—24 月龄、2—3 岁共四个阶段生命早期的喂养重点和食育教养方向。因为不同月龄的孩子在生理以及心理上都存在一定的差异性，月龄越小差异越大，有针对性地采取不同的方法，提供不同的膳食和食育，才能取得更好的效果。

家庭食育是发生在生活中的每时每刻的，家长作为孩子的第一任老师，对待食物的态度直接影响孩子对食物的喜好。因此，家长更需要做好婴幼儿的食育启蒙，通过有心发现、智慧引导，将正确的食育理念在日常的生活中传递给孩子。

三、0—6 月龄乳母的优质母乳食谱

猪蹄黄豆汤

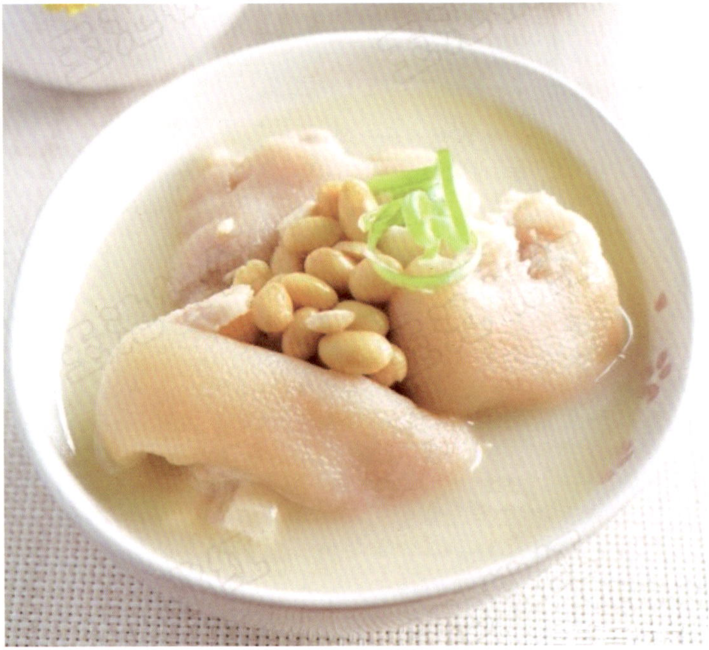

材料：猪蹄 1 只，黄豆 60 克，黄花菜 30 克，油、盐等适量

做法：猪蹄洗净剁成碎块，与黄豆、黄花菜共煮烂，入油、盐等调味，分数次吃完。

营养及特点：滋阴补血，化生乳汁。

猪骨番茄粥

材料：番茄 3 个（约 300 克）或山楂 50 克，猪骨 500 克，粳米 200 克，盐适量

做法：将猪骨砸碎，用开水焯一下捞出，与番茄（或山楂）一起放入锅内，倒入适量清水，置旺火上熬煮，沸后转小火继续熬半小时至 1 小时，端锅离火，把汤滗出备用。粳米洗净，放入砂锅内，倒入番茄骨头汤，置旺火上，沸后转小火，煮至米烂汤稠，放适量盐，调好味，离火即成。

营养及特点：通利行乳、散结止痛、清热除瘀。

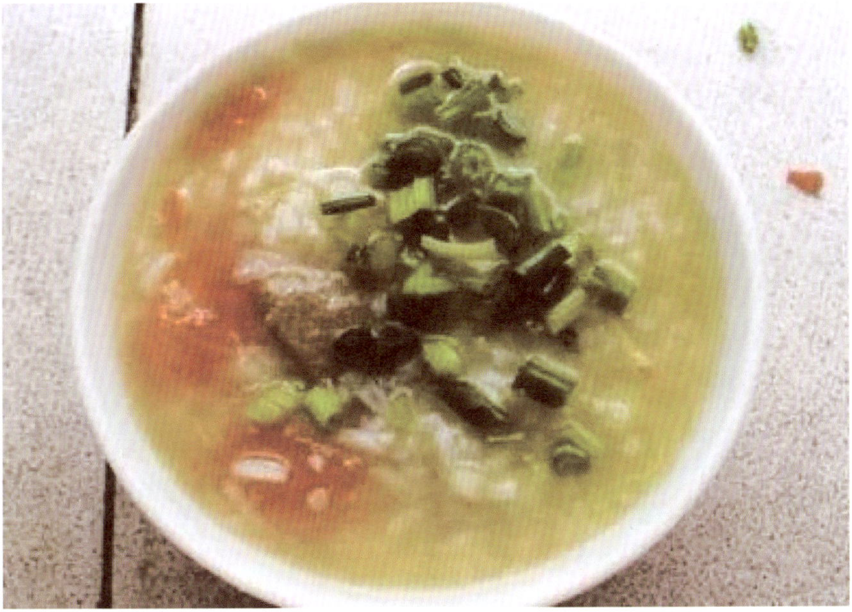

栗子香菇焖鸽

材料：鲜乳鸽 1 只，栗子 150 克，香菇 5—6 只，姜 1 片，干葱 1 段，磨豉酱 1 茶匙，姜汁、酒各 1 茶匙，盐小半茶匙，上汤或水 1 杯多些，生抽大半汤匙，糖半茶匙，麻油、胡椒粉少许

做法：鲜乳鸽剖洗净，抹干，用调味料搽匀鸽身内外，腌约 15 分钟，待用。栗子去壳去皮后，洗净，用滚水煮至七成熟，捞出，沥干水分待用。浸软香菇，去蒂，洗净，沥干水分，待用。烧热 3 汤匙油，把鸽略煎，跟着爆香干葱、姜片及磨豉酱，溅酒，注入调味料，煮滚，加入香菇及栗子，文火焖约 20 分钟至材料熟、汁料收干即可。

营养及特点：健脾养胃、滋补肾气、养血补气、增加乳汁。

木瓜花生大枣汤

材料：木瓜 750 克，花生 150 克，大枣 5 粒，片糖 1.5 块

做法：木瓜处理干净，切块。将木瓜、花生、大枣和 8 碗水放入煲内，放入片糖，待水滚后改用文火煲 2 小时即可饮用。

营养及特点：木瓜具有健脾消食、通乳抗癌及提高免疫力等作用。木瓜中的凝乳酶有通乳作用，同时还含有大量水分、碳水化合物、蛋白质、脂肪、多种维生素及多种人体必需的氨基酸，可有效补充人体的养分，增强机体的抗病能力。

第二章

7—12 月龄婴儿的辅食添加和食育萌动

本章摘要

· “母乳为主，其他食物为辅”的原则。
· 辅食的作用是让孩子开始适应不同的食物，避免将辅食当作主要营养来源。
· 以感受“自然的味道”为核心，让孩子感受食物本身的味道。
· 保护和支持孩子初步萌发的自主进食意识。
· 陪伴进餐的过程中开展充满童趣的亲子互动、创设支持孩子自主进餐的环境，聚焦培养“爱吃饭的孩子”。

一、7—12 月龄婴儿的辅食添加

婴儿满 6 月龄开始添加辅食。辅食是指除母乳（配方奶）以外的其他各种性状的食物，包括各种天然的固体、液体食物，以及商品化食物。但此阶段的喂养仍要坚持“母乳为主，其他食物为辅”的原则，母乳仍然是 7—12 月龄的婴儿重要的营养来源，婴儿所需能量的 1/3—1/2 来自辅食。

（一）辅食添加对婴儿的意义

辅食添加对婴儿的成长发育具有非常重要的意义。主要体现在以下几个方面：

第一，补充必要的营养。随着婴儿的生长和发育，单纯的母乳或配方奶已不能满足其营养需求。辅食能够提供更为丰富和全面的营养素，如蛋白质、脂肪、碳水化合物、维生素和矿物质等，有助于婴儿的健康成长。

第二，培养咀嚼和吞咽能力。辅食的添加可以锻炼婴儿的咀嚼和吞咽能力，为其日后摄入固体食物打下基础。通过咀嚼和吞咽食物，婴儿的口腔肌肉和舌头会得到锻炼，有助于发音和语言的发展。

第三，促进胃肠功能的成熟。辅食的添加可以刺激婴儿的胃肠蠕动，促进消化酶的分泌，从而有助于胃肠功能的成熟。同时，辅食的添加还可以帮助婴儿逐渐适应不同的食物质地和口味，减少未来出现挑食或偏食的可能性。

第四，锻炼手眼协调能力。婴儿在抓取和品尝辅食的过程中，可以锻炼手眼协调能力，促进大脑发育。这种协调能力对于日后的生活和学习都非常重要。

第五，增进亲子关系。辅食的添加是一个充满爱和关怀的过程，家长在为婴儿准备辅食的过程中，可以增进与婴儿之间的亲子关系。同时，家长还可以根据婴儿的反应和喜好，不断调整辅食的种类和做法，让婴儿感受到家长的关爱和呵护。

（二）辅食添加的原则和方法

1. 辅食添加的适宜性原则

辅食添加过早或过晚都会影响健康，满 6 月龄是添加辅食的最佳时机。研究表明，与满 6 月龄时添加辅食相比，4—5 月龄时添加辅食并未发现有明显的健康益处。

2. 辅食添加的循序渐进原则

辅食种类的添加要由少到多。每次只引入一种新的食物，每种食物需让婴儿适应 2—3 天，无呕吐、腹泻、皮疹等不良反应后再添加下一种食物，逐步达到食物多样化，并根据婴儿的需求，逐渐增加辅食频次和进食量。

辅食样态的变化要由稀到稠，由细到粗，由软到硬。7—9 月龄婴儿的辅食质地应该从刚开始时的泥糊状逐渐过渡到 9 月龄时带有小颗粒食物，如从肉泥、蛋黄泥、米糊到厚粥、烂面、肉末、碎菜等。10—12 月龄引入“手抓食物”，此类食物应从较软的香蕉、熟土豆条等过渡到较硬的黄瓜条、苹果片等，为自主进食做准备。

3. 一日辅食安排合理性原则

按照辅食添加由少到多的原则，7—12 月龄婴儿的一日辅食安排也需要家长根据母乳量的多少进行调整。一般情况下，7—9 月龄婴儿由母乳提供的能量应占全天总能量的 2/3，每天的母乳量应不低于 600 毫升，每天母乳喂养不少于 4 次；10—12 月龄婴儿由母乳提供的能量应占全天总能量的 1/2，每天的母乳量约 600 毫升，每天应母乳喂养 4 次。

7—9 月龄婴儿一日膳食安排参考

<table>
<tr><th>餐次</th><th>时间</th><th>饮食安排</th><th>营养安排</th></tr>
<tr><td>早餐</td><td>7:00</td><td>母乳（配方奶）。</td><td rowspan="7">每天奶量至少 600 毫升；逐渐达到蛋黄或鸡蛋 1 个，少数确认鸡蛋过敏的婴儿应回避鸡蛋，相应增加约 30 克肉类；肉禽鱼 50 克；适量的强化铁的婴儿米粉、厚粥、烂面等谷物类。蔬菜和水果以尝试为主。</td></tr>
<tr><td>上午点心</td><td>10:00</td><td>母乳（配方奶）。</td></tr>
<tr><td>午餐</td><td>12:00</td><td>各种糊状辅食，如婴儿米粉、肉末粥、菜泥、果泥、蛋黄等。</td></tr>
<tr><td>下午点心</td><td>15:00</td><td>母乳（配方奶）。</td></tr>
<tr><td>晚餐</td><td>18:00</td><td>各种糊状辅食，如婴儿米粉、肉末粥、菜泥、果泥、蛋黄等。</td></tr>
<tr><td>睡前点心</td><td>21:00</td><td>母乳（配方奶）。</td></tr>
<tr><td>夜间</td><td></td><td>必要时，夜间母乳（配方奶）喂养一次。</td></tr>
</table>

（来源：《上海市 0-3 岁婴幼儿家庭科学育儿指导手册 · 营养健康系列》）

TIPS

科学研究表明，1 岁以内的宝宝是能逐渐适应各种味道的，但宝宝的适应能力因人而异，家长要耐心喂养，宝宝当下不喜欢，不代表以后也不喜欢，可以多次尝试；鼓励进食，但绝不强迫进食，每次进餐时间不超过 20 分钟，进餐时不看电视、不玩玩具，建立宝宝对饮食积极的情感。

10—12 月龄婴儿一日膳食安排参考

<table>
<tr><th>餐次</th><th>时间</th><th>饮食安排</th><th>营养安排</th></tr>
<tr><td>早餐</td><td>7:00</td><td>母乳(配方奶),可逐渐添加辅食,以喂奶为主。</td><td rowspan="7">每天奶量约 600 毫升；鸡蛋 1 个、肉禽鱼 50 克；适量的强化铁的婴儿米粉、稠厚的粥、软饭、馒头等谷物类；继续尝试不同种类的蔬菜和水果，并根据婴儿需要增加进食量，可以尝试碎菜或自己啃咬香蕉、煮熟的土豆和胡萝卜等。</td></tr>
<tr><td>上午点心</td><td>10:00</td><td>母乳（配方奶）。</td></tr>
<tr><td>午餐</td><td>12:00</td><td>各种厚糊状或小颗粒状辅食，如软饭、肉末、碎菜等。</td></tr>
<tr><td>下午点心</td><td>15:00</td><td>母乳（配方奶），逐渐添加水果或其他辅食。以喂奶为主。</td></tr>
<tr><td>晚餐</td><td>18:00</td><td>各种厚糊状或小颗粒状辅食，如软饭、肉末、碎菜等。</td></tr>
<tr><td>睡前点心</td><td>21:00</td><td>母乳（配方奶）。</td></tr>
<tr><td>夜间</td><td></td><td>必要时，夜间母乳（配方奶）喂养一次，尽量减少夜间喂养。</td></tr>
</table>

（来源：《上海市 0–3 岁婴幼儿家庭科学育儿指导手册·营养健康系列》）

（三）辅食的制作

婴儿期，宝宝的肠胃还在发育成熟过程中，尤其要注重饮食卫生和进食安全。辅食要选择安全、优质、新鲜的食材；孩子的辅食应单独制作；制作过程中，生熟要分开处理。

需要强调的是，孩子的味觉比成人灵敏得多，因此 1 岁以内的辅食不要加盐、糖及各种调味品，让孩子品尝食材本身的味道，这样能保护孩子味蕾的敏感性，避免形成“重口味”。另外，辅食制作应含有适量油脂。

二、7—12 月龄婴儿的食育萌动

婴儿满 6 月龄后，开始真正接触品类丰富的食物，“吃饭”也正式成为家长们关注的重要的事，宝宝挑食、不爱吃饭，是家长最头疼的事情，担心会影响他们的生长发育。因此，针对这个月龄段的宝宝，我们提出了“培养爱吃饭的孩子”的食育观点，食育活动注重以感受“自然的味道”为核心，关注积极情感的建立、支持萌发的自主进食意识。建议家长重视让孩子感受食物本身的味道，在陪伴进餐的过程中开展充满童趣的亲子互动、创设支持孩子自主进餐的环境，让孩子爱上吃饭这件事。

（一）7—12 月龄婴儿的食育萌动要点

1. 以感受“自然的味道”为核心

口味习惯的养成影响人的一生。已有研究证明，生命早期体验影响婴幼儿口味发展，从出生后的第一口辅食开始，让孩子尝到食物原本的味道，能帮助孩子养成健康的饮食习惯。

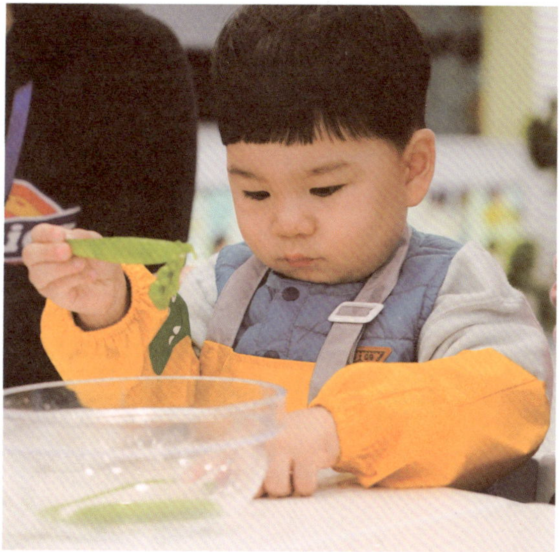

7—12 月龄，是婴儿初试母乳以外其他食物的重要阶段，我们倡导家庭食育活动可以以“自然的味道”为核心主题，让婴儿们尝试天然食材，不需添加任何调味品，品尝食物的本味。这样

做，不仅是满足其身体发育，锻炼咀嚼、消化能力的必然选择，也是减少其后面挑食、偏食的重要方式，为日后婴儿学习成人饮食做准备。在辅食添加过程中，循序渐进地引入多样化的食材，陪伴孩子品味食物的原本味道，对婴儿来说，辅食已满是自然的鲜美之味，食材本身就是丰富和有趣的，这是我们想要在食育中给予孩子的“自然的味道”。

2. 开展充满童趣的亲子互动

孩子天生的好奇心让他们对做饭、厨具这些似乎大人专属的物品充满了兴趣。孩子的兴趣，正是与孩子展开有趣亲子互动的契机。在这一阶段，家长将“隐藏”在厨房间的食材拿出，让孩子摸摸、看看、闻闻食材，体验辅食制作的过程，玩一玩和孩子专属的小游戏，听听有关食物的儿歌，看有关食物的绘本，提供孩子初步感受各种食材的机会。这样轻松、愉快、自由的氛围，营造的是亲密的亲子情感，这种积极的情感对增进孩子对食物的兴趣和了解有着正向的影响。

3. 创设支持孩子自主喂食的环境

当婴儿伸手想要抓碗、抓饭、抢勺时，自主进食的信号也就出现了，这一阶段婴儿喜欢抓握、能爬、要走，家庭食育的重点开始落在为孩子提供条件和环境上，除了在吃饭时提供较软的块状、条状等手抓食物，鼓励孩子尝试自己抓握自喂，满足其抓握、咀嚼的需求外，还可以根据孩子的发展特点，准备适合孩子的围兜、专属婴儿勺、餐盘、固定餐椅等，让孩子在仪式感满满的进餐中感受自主进食的乐趣，保护和支持孩子初步萌发的自主进食意识，这些都有助于培养出“爱吃饭的孩子”，为其后续自主进食能力的进一步发展打下基础。

（二）7—12 月龄婴儿的食育活动案例

7—12 月龄婴儿的家庭食育就蕴含在日常的亲子互动与一日生活中，家长无须刻意准备，时刻谨记“吃饭是宝宝自己的事情”，家长需要做的就是发挥自己的智慧，支持宝宝做好这件事。下面分享一些家长们的教养智慧，给予大家一些启迪。

绘本故事的魔力

回想我们引导甜甜自己吃饭的时光，关于饮食的绘本故事起到了不小的作用。记得有一本名为《我自己吃饭》的绘本，甜甜十分喜欢。故事中能干的乐乐有着良好的饮食习惯：安静地坐在宝宝餐椅上，不会跑来跑去，不用妈妈喂饭，吃饭不挑食，一口菜一口饭，细嚼慢咽身体棒！在甜甜不好好吃饭的时候，我就会和她聊故事里的乐乐，仿佛被施了魔法，甜甜会立刻像模像样地模仿起来，仿佛乐乐就是她的好榜样，这时我也会给她一个大大的赞和温暖的拥抱。

葛宇骐家庭

吃饭的有趣游戏

我们家有一个小游戏可以令宝宝主动大口吃饭，屡试不爽。记得有一次，他自己吃了大概一半的时候（估计是不饿了），就开始玩食物，用勺子翻搅了起来，还用手去抓饭玩……我心生一计，对他说：“宝贝要是不吃，妈妈就吃掉了哦，我们来比赛，看谁吃得又快又好吧！”他一听，突然来了兴致，赶紧塞一口饭进嘴里，得意地表示：“我比妈妈吃得快。”我顺势配合着演下去，一副沮丧的样子说：“哎呀，糟糕了，妈妈要加油了。”宝宝看到后更得意了，剩下的饭菜很快就被吃光光了。从此以后，这样的游戏就常常出现在我们家的餐桌上。孩子的动力不一定来自说教、命令，有时候转变成有趣的游戏情景，反而能得到意想不到的结果。

潘予家庭

进餐的仪式感

在棒棒糖大约 9 个月大的时候，她对喂饭的勺子表现出浓厚的兴趣，因此我们就挑选了适合她的小手握住的餐具，鼓励她自己尝试。每次当她洗完手，坐到餐椅上，戴好小围嘴，看到餐具，她就知道自己吃饭的时间到了。有时候她吃饭会不耐烦或者发脾气，我们会温柔而坚定地执行“半小时收餐”的原则，让她知道吃饭不是玩耍，需要抓紧时间。除了吃饭的时间，我会让棒棒糖更深入地了解各类食物。带她去超市，告诉她蔬菜、水果、肉类的名字、颜色和口感，让她去闻一闻。这样做不仅刺激她的感官发育，也是一种语言输入。在给棒棒糖吃河虾前，我会给她看市场上买回

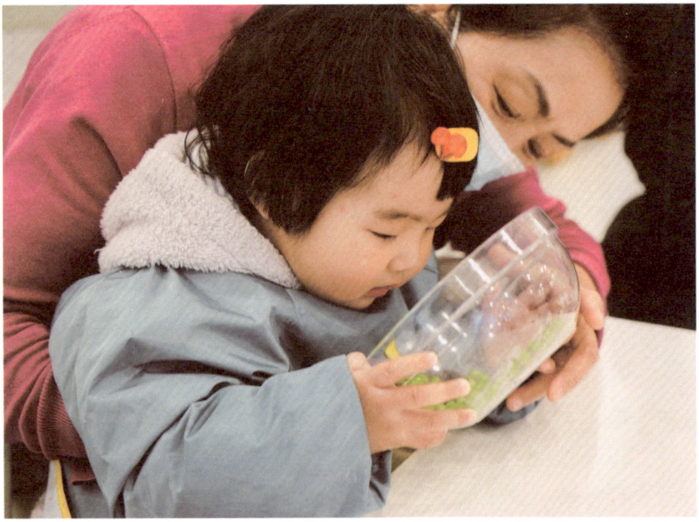

来的河虾在水里蹦跶的样子，她还会伸手去抓。在河虾煮熟后，再告诉她这就是之前她看到的河虾，因此对她来说，食物是很熟悉并且鲜活存在的。

伍符申琪家庭

姐姐是个好榜样

我们是二胎家庭，因为姐姐之前学习自己吃饭的阶段困难重重，所以我们决心尽早让松饼养成自己吃饭的好习惯。在松饼六七个月大、可以自己坐在儿童椅上后，我们就让他坐在姐姐旁边，“观摩”姐姐自己用小勺吃饭。再大一点点，等他对姐姐的小勺有兴趣了，我们让他在不是吃饭的时候先拿小勺玩，练习去舀不同的东西。随后在不断鼓励和引导下，松饼就可以学着姐姐，自己用小勺来吃东西了。一开始是贝壳面、西蓝花等颗粒比较大的食物，后来慢慢学会舀小一点的食物，到现在舀米饭也没有问题了。松饼能很快学会自己吃饭，多亏了姐姐榜样的力量。

August Xiangxu Yen 家庭

餐椅上的大奥秘

一张好的餐椅是我家媞媞好好吃饭的大奥秘。从吃辅食开始，到饭点的时候她会拍拍椅子，让我们把她抱上去。我们也尽量让长辈不要在吃饭的时候讲故事、看书、看电视等分散她的注意力。吃饭的时候认真吃，吃完下地了，就不再吃东西了。媞媞坐的是高餐椅，她能看到大人吃饭很香，桌上有许多色彩鲜亮、香喷喷的菜式，明白餐桌的意义。同时，我们大人在吃饭的时候，也不看电视、不玩手机，做出表率。爸爸喜欢和媞媞玩“干杯游戏”，鼓励她多喝水、多喝汤，也提高了每顿饭的参与感。

黄圣媞家庭

蔬菜的逆袭

梓潼以前不太喜欢吃蔬菜，有的是觉得气味不好，有的是觉得吞不下去，不喜欢的理由五花八门，甚至发展到只要是蔬菜，就一概拒绝。梓潼喜欢音乐和舞蹈，无意间，一首“蔬菜摇摆舞”引起了她的注意。“圆溜溜的转呀转呀是南瓜，一层一层飘啊飘啊是生菜，细细长长晃啊晃啊是胡萝卜……”朗朗上口的歌词，配合萌萌的卡通形象和憨态可掬的舞蹈动作，非常可爱。当我发现这个难得的她和蔬菜的美好互动，便尝试在她不愿意吃蔬菜时，给她念歌曲里的歌词。起初，她没有像以前那样强烈拒绝，在我坚持不懈地尝试下，现在梓潼已经什么蔬菜都爱吃了。家长们可以将绘本里、歌谣中的蔬菜与现实中的蔬菜联系起来，有意识地反复提及，让宝宝渐渐熟悉，提升宝宝对蔬菜的好感，宝宝就不会一味拒绝了。

朱梓潼家庭

“饭渣宝宝”变形计

菲菲从小就是个标准的“饭渣宝宝”，饭量很小，而且很挑食。我们也为此焦虑过，看过很多中西医儿科，尝试过吃中药、做小儿推拿等，但是效果都不明显。在这个过程中，大人也慢慢地放平了心态，并且学会了尊重孩子，与她一起探索美食。在家里我们会想办法把吃饭这件事变得更有趣一些。比如家里吃面条，我们也试着让她自己拿一团面团，用小小擀面杖滚呀滚。她看到自己参与制作的面条出锅，吃起来格外美味。晚上，再讲一个关于面条的故事，也正因为有了自己制作的经验，所以这个故事她特别爱听。美食不再只停留在吃的满足上，更是一种探索快乐的途径。

Sofia Yu 家庭

挑食宝宝来过招

和什么都吃的哥哥相比，卓衡算是个挑食宝宝。他不喜欢吃番茄、茄子、三文鱼等，喂进去都能吐出来。对此，我的原则是：可以少吃，但是一定要吃。就这样，他饿的时候，给他来碗番茄汤；煮粥的时候，偷偷混点三文鱼；茄子饭上面放些爱吃的葡萄干点缀一下。慢慢地，我的“小心机”发挥了作用，他逐渐可以接受了。所以，我也觉得，孩子只要尝试过，也不会这么抗拒和焦虑了。我需要多给他时间，接受食物不一样的味道。作为一个职场二胎妈妈，我尽量平衡照顾两个孩子和工作之间的关系，尝试放下焦虑，孩子每次只要有一点点的小进步，我都会告诉他这是他和妈妈共同努力的成果，借此提升宝宝的自信，也告诉他不要抗拒别人的建议，勇于进行新的尝试，说不定就会有惊喜。

蔡卓衡家庭

家庭食育小讲堂：逐渐“不爱吃饭”的孩子

家长们是否还记得，宝宝在刚出生头几个月的时候，吃得狼吞虎咽，一秒都不能等，不需要哄就自己乖乖把奶喝掉。慢慢地，随着辅食的占比越来越重，宝宝吃饭变慢了，想要抓抓勺子、掀掀盘子，成人也会感觉喂饭变得没有那么轻松了，看上去宝宝好像不喜欢吃饭了。事实上，逐渐长大的宝宝，随着视力发育的进一步完善，看到的东西更多了，吸引他们的不只有眼前的食物，还有周围存在的各种物品，所以不是宝宝不喜欢吃饭，而是注意力被分散了。越长越大的宝宝，也逐渐开始产生自我意识，吃多吃少、吃快吃慢，都有自己的想法，不会再完全按照成人的节奏进食。面对宝宝的这一变化，家长们应该感觉开心，因为这意味着你家的宝宝长大了。

当然，在孩子出现这些变化的时候，可以运用一些仪式感，让自己和宝宝都更加舒适地度过这个阶段。

（1）布置家庭食育环境

家庭也需要精心布置食育环境，吃饭的时候上餐椅、戴围兜、饭后擦嘴、洗手、关上热闹的音乐或者换上轻柔舒缓的轻音乐，都加强了仪式感，在无形中营造用餐氛围，提醒孩子现在是吃饭的时间，也是在逐渐帮助孩子形成一种专心吃饭的饮食习惯。

（2）把游戏场景转换为就餐场景

很多老人带娃的家庭，会由着孩子，不愿意打断孩子的玩耍，直接选择让孩子在一堆玩具旁吃饭。事实上，边玩边吃会分散孩子的注意力，影响孩子进食。如果不玩玩具实在不愿意乖乖就餐，也要远离游戏场景，可以让宝宝选一个小叉子或者小勺子拿在手里玩。让孩子在游戏区域边吃边玩、抱着吃都是不可取的。

当然，孩子的饭量不是固定的，家长也需要判断，孩子选择玩而不是吃，是不是并不饿，这个时候需要等一会儿再进食，不强迫，但只是想玩而不吃，那也应该跟孩子讲好，再吃就要等到下一顿，让孩子建立一个吃饭时好好吃，玩的时候尽情玩的意识。

三、7—12 月龄婴儿的辅食添加食谱

菠菜泥

材料：菠菜 200 克

做法：菠菜洗净，取叶子部分，放入沸水中煮至酥烂，捞出后放入冷开水中冷却。将冷却后的菠菜放在油隔（网筛）中，用勺子按压，过滤出细腻的菠菜泥。

南瓜泥

材料：南瓜 200 克

做法：南瓜处理干净后切小块，蒸或煮至酥烂。将南瓜块放在油隔（网筛）

中，用勺子按压，过滤出细腻的南瓜泥。

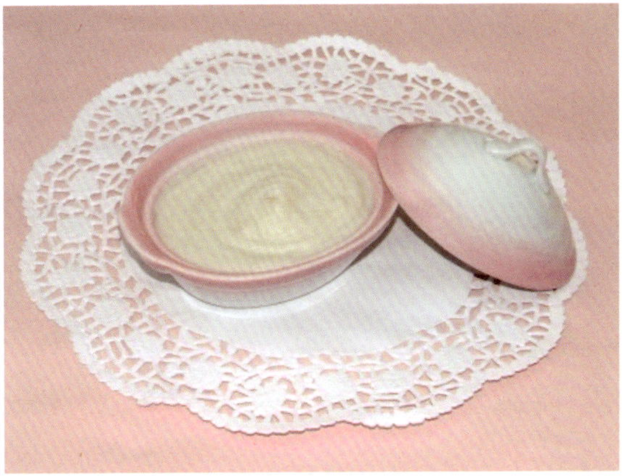

土豆泥

材料：土豆 100 克

做法：土豆去皮，洗净后切小块，蒸或煮至酥烂。将土豆块放在油隔（网筛）中，用勺子按压，碾压出细腻的土豆泥。

鸡鸭肝泥菠菜粥

材料：粳米 25 克，鸡鸭肝 1 副，菠菜 50 克，食用油、葱姜、料酒适量

做法：粳米入锅，熬成薄粥备用。鸡鸭肝入冷水锅焯水后取出，洗净后再加料酒、葱姜煮熟，碾碎成肝泥；菠菜入开水锅中（水中放少许油）煮至酥烂，取出冲凉后碾碎成菠菜泥。将肝泥放入粥中搅拌均匀，烧开时加入菠菜泥，煮沸盛出。

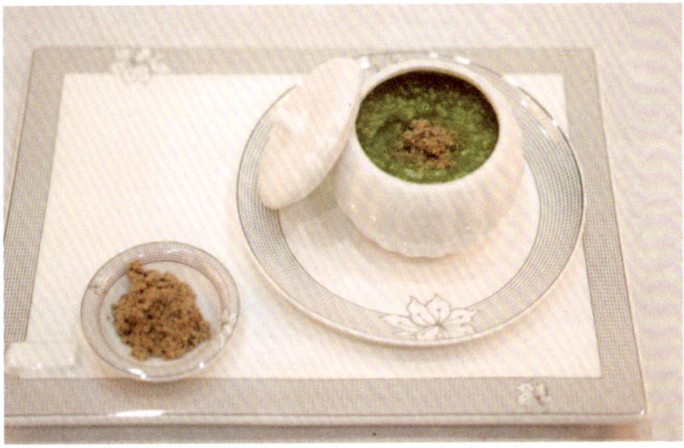

番茄泥肉糜蛋花烂糊面

材料：营养面条 50 克，番茄 75 克，猪肉糜 15 克，鸡蛋 1 个，食用油、葱花少许

做法：番茄用开水烫一下，去皮、切小丁备用。锅中放少许食用油，倒入番茄丁，小火煸炒，直至番茄成泥糊状，加入适量清水（或肉汤），放入猪肉糜，烧开后撇去浮沫，放入面条煮熟。鸡蛋一头敲一个小洞，将鸡蛋液抖入汤面中，烧开后撒上葱花盛出。

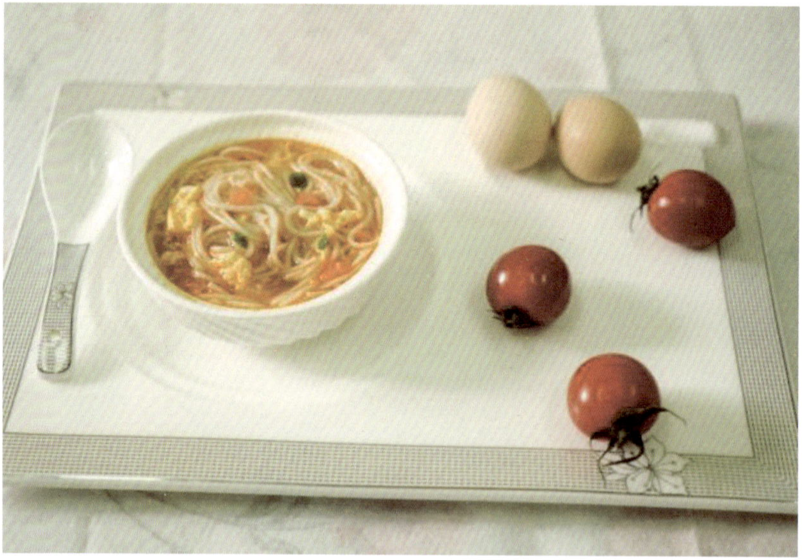

山药泥鲜鱼粥

材料：粳米 50 克，山药 25 克，鳜鱼肉 25 克，料酒、葱花少许

做法：粳米入锅，熬成薄粥备用。山药蒸熟后碾制成山药泥备用；鳜鱼肉去皮去刺，切米粒，入开水锅加料酒焯水后取出沥干备用。将鳜鱼粒和山药泥放入薄粥中，煮沸后撒上少许葱花搅拌均匀后盛出。

奶香磨牙脆饼

材料：面粉 100 克，黄油 50 克，细糖 25 克，鸡蛋 1 个

做法：将黄油自然解冻、软化后放入容器中加入细糖，用搅拌器打松逐步加入鸡蛋。将油蛋混合液打泡成油糊。加入过筛的面粉用面铲将面粉和油糊轻轻翻拌均匀成混酥面团。用擀面杖将面团擀压成 0.5 厘米左右厚的面皮，切成 0.5 厘米宽、4 厘米长的长条。烤箱预热 180 度，放入放置面坯的烤盘，烘烤 8—10 分钟待颜色至淡金黄色即可。

营养及特点：此道点心奶香浓郁，富含热量，十分适宜体重偏轻幼儿作为点心食用，有补充能量作用。

宝宝造型蒸糕

材料：面粉 50 克，鸡蛋 3 个，清水 35 克，白糖 25 克，奶粉 25 克，黄油 20 克

做法：面粉、糖、奶粉加入清水，搅拌均匀。分 3 次加入鸡蛋，每次加鸡蛋前都要搅拌均匀，然后加入融化的黄油。将制作好的面浆糊倒入造型模具中，蒸 15—25 分钟（时间根据容器大小及面糊厚薄而定）。

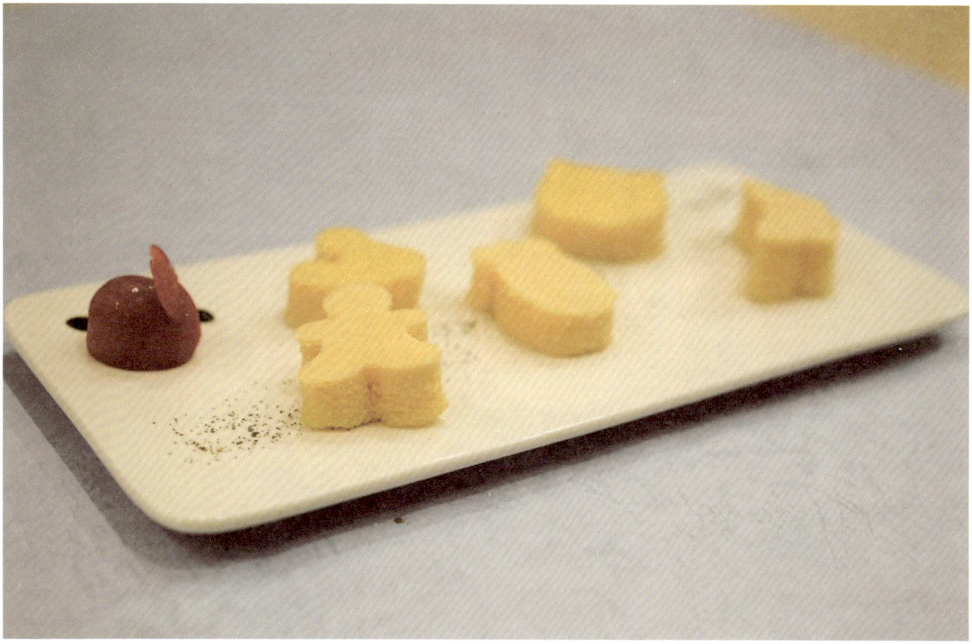

第三章

13—24 月龄幼儿的辅食体验和食育启动

本章摘要

· 食物逐渐成为幼儿营养素的主要来源，重视辅食的全面科学和均衡营养。
· 一餐选用尽量多的食材品种，每一种都吃到一点，保证孩子对各类食物都有体验，食材避免单一。
· 有效陪伴，如带着孩子和食材一起互动，促进饮食习惯养成。
· 让孩子在自主进食中感受吃饭的快乐。
· 丰富的食物也是天然的教具。

一、13—24 月龄幼儿的辅食体验

13—24 月龄幼儿口腔运动能力更强，消化、吸收功能更为完善，逐渐开始尝试少盐少糖少刺激的淡口味家庭食物，他们愿意尝试抓握小勺自喂，是幼儿学会自主进食的重要阶段，也是孩子形成健康饮食习惯的重要阶段，对辅食体验也有了更新更高的要求。

（一）辅食体验量增多，保证品种丰富，避免单一

13—24 月龄的辅食体验量占了食物量的大半，13—24 月龄幼儿的营养需求大部分要来自辅食，母乳（配方奶）可提供总量 1/3，另外 2/3 需由辅食供给。

13—24 月龄的幼儿对从辅食中获取营养的需求更高，也提醒家长要注重这一阶段幼儿辅食的全面科学和均衡营养。根据 13—24 月龄幼儿平衡膳食宝塔，推荐幼儿每天的食物包含谷类、奶及奶制品、蔬菜、水果类、肉禽鱼蛋类，加上适量的油、盐、糖类。

需要强调的是，此阶段幼儿对食物的体验品种要胜于食物分量，因此，家长为幼儿安排每日、每周、每月的食物时，要丰富多样，不能局限于幼儿爱吃的品种，以培养幼儿样样食物都爱吃的习惯，让宝宝尽量尝试不同的食材，避免单一，这些对于预防偏食和挑食有重要的作用。

TIPS

13—24 月龄幼儿乳制品的选用建议，可以将乳制品（普通鲜奶、酸奶、奶酪等）作为食物多样化的一部分逐渐尝试，但建议少量进食，不能以此完全替代母乳（配方奶）。

（二）促进多样化膳食的过渡，合理调配，点心品类丰富

伴随婴幼儿对各类食物的适应，13—24 月龄幼儿的膳食安排逐渐多样化，在避免单一的前提下，家长要学会合理调配食材，依据幼儿年龄特点，制作色、香、味、形精美的菜肴。

13—24 月龄幼儿一天膳食安排

餐次	时间	饮食安排
早餐	7:00	母乳（配方奶），可逐渐鼓励幼儿尝试家庭早餐。
上午点心	10:00	母乳（配方奶），逐渐添加水果或点心。
午餐	12:00	各种辅食，鼓励尝试家庭食物，鼓励幼儿自己进食。
下午点心	15:00	母乳（配方奶），逐渐添加水果或点心。
晚餐	18:00	各种辅食，鼓励尝试家庭食物，鼓励幼儿自己进食。
睡前点心	21:00	母乳（配方奶）。
夜间		必要时，夜间母乳（配方奶）喂养一次，尽量减少夜间喂养。

（来源：《上海市 0–3 岁婴幼儿家庭科学育儿指导手册·营养健康系列》）

点心是此阶段幼儿营养膳食中不可分割的组成部分，也是幼儿营养的重要来源和补充，幼儿的点心应该与整体的营养膳食合理搭配，兼顾幼儿的年龄特点。花色多样、形态各异、口味独特、松软适中、酥香可口的点心最受幼儿的喜爱。

幼儿的点心选料要求面广质优，富有营养，讲究卫生。一般面粉选用标准粉、富强粉为好，其中的 B 族维生素较精白粉丰富，也可选用粳米粉、澄粉、糯米粉等原料。

馅心的品种要丰富，常用的甜馅心有红豆沙、绿豆沙、青豆沙、芋头泥、胡萝卜泥、南瓜泥、枣泥、核桃泥、花生泥等。咸馅心多选季节性强的食品，

各种动物肉类、豆类和豆制品、时令蔬菜、瓜果根茎菜的合理搭配，都是合适的馅心。在口味上咸甜适中，不用辛辣刺激的原料。在营养搭配上也要兼顾选料以原形、原味的天然原料为宜，忌用色素、香精、甜味素等添加剂。

幼儿的点心在制作工艺上与成人有相同之处，应选择简便、易操作的制作方法，一般以蒸、烘、煮为主，少用油炸等不利于消化的方法。另外，色彩美观，富有童趣，小巧玲珑的点心最能吸引幼儿，可以制作成小兔、小刺猬、小猪等小动物的形态，又可以做成三角包、小圆包、小方包等几何形态，还可以制成秋叶包、荷花包、寿桃包等植物形态，更可以制作各类包子、馒头、花色卷等不同形态、口味独特的中式点心。若有烤箱，还可以选用酥饼、蛋糕等配方合适、酥香松软的西式烤制点心。

TIPS

幼儿的点心选用发酵面团为多，特此推荐快速发酵粉，发酵时间短，又避免了碱水发酵破坏营养素的传统做法。

二、13—24 月龄幼儿的食育启动

13—24 月龄幼儿已经尝试过各种食物，此时的幼儿自主意识更为强烈，成人除了需要考量“喂什么”，“怎么喂”也很重要。随着他们运动能力和自主意识的发展，该阶段幼儿愿意参与家庭进餐过程。在这一阶段，成人应倾向于给幼儿提供自主进食的机会，让幼儿逐渐学会自己吃饭，培养自主进食的能

力，感受自助带来的成就和快乐，养成自主进食和规律进食的良好习惯。

（一）13—24 月龄幼儿的食育启动要点

1. 让吃饭成为有效陪伴

我们常说，家长的陪伴是孩子早期教育的重要内容。家长可能会疑惑：什么样的陪伴才是有质量的陪伴呢？其实，“吃”看似平常，是每天要做的，但它蕴含了很多有效陪伴的契机。比如带着宝宝和食材一起互动就是很有意义的亲子时光。家长在处理食材之前，就可以带着宝宝用“五感”来认识一下食材——看看它们的颜色和形状，闻闻气味摸摸外皮，尝试丰富对食物的认知。宝宝对某种东西产生熟悉感了，就容易接受甚至喜爱，抵触也会少一点。另外，餐桌也是促进感情交流的地方。把孩子的餐椅拉过来，和孩子一起吃饭，让孩子听听大人之间的交谈，潜移默化地学习社交礼仪，孩子自然就有了餐桌社交的机会和体验。

2. 在自主进食中感受吃饭的快乐

“培养快乐饮食的孩子”，是幼儿期食育的重要目标，要让 2 岁前宝宝能快乐地吃，最好的方法是允许宝宝自己吃饭。有人“强迫”着，面对再美味的食物，谁又能愉快？自主进食是孩子成长中的重要学习，为宝宝准备可以用手抓取的食物；帮助宝宝练习用勺子；充分考虑食物的色、香、味、形和餐具器皿的赏心悦目，创设良好的进餐氛围，给宝宝一个固定的座位，和爸爸妈妈一起吃饭等，这些都能让宝宝吃饭的快乐加倍，有助于幼儿更快掌握独立进食技能，感受自主进食的成就和快乐，培养自信。

3. 食物也能成为教具

宝宝的感知觉经验是他们认知发展的基础，天然食物有色、香、味各不相同的属性，它们健康且安全，是最适合宝宝感知探索的好“玩具”。比如有研究发现，味觉发展会影响宝宝日后对食物的好奇和品尝食物的热情，在这个时期，让宝宝接触多种味道，多尝尝舔舔，有利于味觉的发展。有的家长会说，我家宝宝不爱吃这个，不爱吃那个，是个挑食的宝宝。在家庭食育中，当家长广泛选择食物，经常变换食物，将各种丰富的食物以玩具的形式暴露在孩子面前时，儿童就有了足够的与食物接触的机会，在对食物熟悉的情况下也更乐意去尝试新食物。

（二）13—24 月龄幼儿的食育案例

草莓的秘密

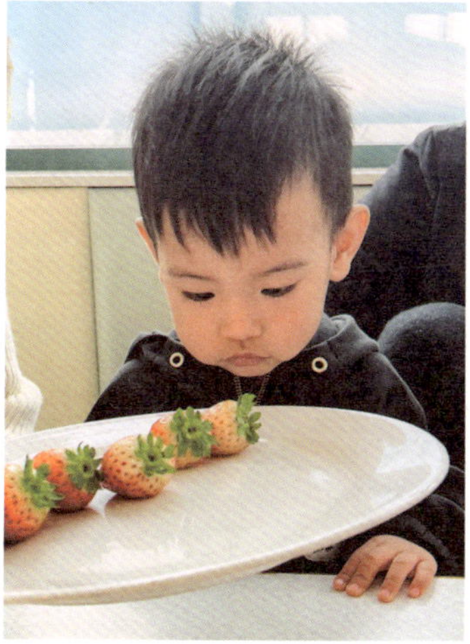

草莓总是能吸引小年龄孩子的注意——它们红红的、香香的，吃到嘴里酸酸甜甜的，是令人愉快的水果。选择它作为食育的教材，一定能让我们和宝宝来一场人和食物的欢乐互动。

亲子游戏

共读绘本：跟宝宝坐在一起，共同阅读《小草莓转啊转》绘本，可以让宝宝自己来翻书，让他们找一找自己喜欢的草莓。

共品味道：家长端出草莓前，先给宝宝念儿

歌：“吃草莓，吃草莓，先去洗洗手，再来吃草莓。”宝宝洗好手，让宝宝选一个自己喜欢的草莓，“看一看”“闻一闻”。让宝宝帮草莓“脱”小帽，“尝一尝，草莓是什么味道的？”

共探变化：家长为宝宝演示手工草莓酱的制作，让宝宝近距离观察草莓变草莓酱的过程。制作中，家长可以使用一些丰富的词汇，“切一切”“滴一滴”“搅一搅”“煮一煮”。“哇，草莓酱做好啦，真神奇！”

温馨提示：

1. 全程看护好孩子，如果孩子参与切草莓，注意安全。

2. 宝宝动手时，家长请耐心等待，不催促，不代替。

红薯的旅行

食材是大自然的恩赐，正如妈妈给予宝宝生命一样。如果宝宝体验了红薯从田野到餐桌的经历，一定能激发他们对大自然更多的好奇心和探索欲，也会萌发他们对大自然的热爱和感激。

亲子游戏

红薯跳到水池里：带宝宝清洗红薯，“红薯身上脏脏的，我们帮它洗个澡。”“红薯的衣服有点湿了，带它去晒一晒，一会儿就干了。”

给红薯“脱衣服”：家长准备压泥器、托盘，端上蒸熟的红薯。宝宝和家长洗洗手，洗手时可以念儿歌。“做薯泥，做薯泥，先去洗洗手再来做薯泥。”“宝宝，我们帮红薯脱衣服吧。”带宝宝把红薯的外皮撕下。

烤红薯：带宝宝体验做红薯挞。家长引导宝宝用工具将红薯压碎，放进蛋挞盒，“捣一捣”“压一压”“装一装”“放到模具里，烤一烤”“烤好了，尝一尝什么味道的”。

卷心菜真好吃

绿叶菜，富含维生素，大人都希望宝宝多吃，但绿叶菜的口感并不讨宝宝喜欢，有的宝宝看到餐点里有绿叶菜就一脸的“嫌弃”。宝宝对吃的兴趣，不仅仅来源于食物的口感，还有很大一部分原因是他们与食物有过有意思的互动，有愉快的体验。让宝宝和绿叶菜有一段快乐的经历，可以帮助宝宝与这类食物建立积极的情感。

亲子游戏

初识卷心菜：“卷心菜，摸一摸，看一看。”

和卷心菜做朋友：让孩子发挥想象力，“卷心菜的衣服可以变成很多小帽子，我们一起来试一试。”家长撕下一片叶子戴在宝宝头上，“举起小帽子，戴头顶！”用卷心菜和宝宝玩藏猫猫的游戏，“卷心菜帽子真大啊，我们藏到帽子里！”“宝宝在哪里？……在这里呢。”

卷心菜真干净：“卷心菜帽子有点脏了，我们帮它洗洗澡。”洗好的卷心菜放在干净的筐子里，“卷心菜洗好了，真干净。”

神奇的营养水

水是生命之源，是人类极其重要的自然资源，不可浪费。美食的制作离不开水，水也是一种天然的教具，玩水也会很好地刺激孩子大脑发育。借由水，让宝宝体验不同食材的味道，同时起到食补强身的功效。宝宝肯定不知道，营养水是许多食材混合在一起的味道，和宝宝一起做营养水，能让宝宝直观地看到食材的变化，感受水里的这份“营养”。

亲子游戏

制作营养水：小碟子里摆放好各种食材（如橘皮、枸杞、红枣等），“认识这些食材吗？”“宝宝，眼睛看一看，小手摸一摸，小鼻子闻一闻。”

家长让宝宝自己将食材一一放进水壶中，“它们要到壶里玩喽，宝宝快来帮帮忙。”“加点水，煮一煮。”“食材在水里游泳呢。”

一起来喝水：“营养水做好了。”家长拿来水杯跟宝宝一起“干杯”，增加喝水的趣味。

温馨提示：全程看护好孩子，避免烫伤。

小豌豆跳呀跳

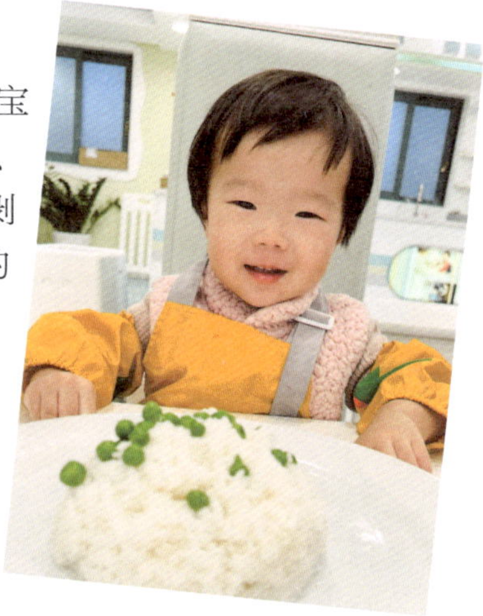

颜色鲜艳、口感软糯、营养丰富的豌豆是宝宝的理想食物，宝宝也都爱吃。平日里，宝宝看到、吃到的豌豆都是大人们加工好的。豌豆在没有剥开、煮熟之前是什么样的？让宝宝看到食材本来的模样，闻到食物的自然香气，再看一看、剥一剥、闻一闻，又是另一种体验。

亲子游戏

豌豆，快到碗里来：家长准备好豌豆荚、大碗，和宝宝一起认识新朋友——豆荚小船。“小豆荚，像小船，里面装着什么呢？”“打开看看，哇，原来是小豌豆。”家长示范把豌豆放进碗里，“我们请小豌豆到碗里。”让宝宝试着剥豌豆。把剥好的豆子放进大大的碗里。“骨碌骨碌，豆豆跳进去啦，不能让豆豆逃走啦。”让宝宝端起碗，看一看、闻一闻。

豌豆的故事真好听：跟宝宝一起阅读《小豌豆跳啊跳》绘本。如果宝宝想自己翻书，就让宝宝来翻书，宝宝喜欢哪一页，大人就读哪一页。

温馨提示：宝宝剥豌豆时不催促，及时肯定。

家庭食育小讲堂：吃饭是孩子自己的事

正如吸吮是婴儿的本能一样，婴儿天生也有感知饥饱的能力。当宝宝还是胎儿的时候，靠着吸吮能力，他们为自己获取营养，保障生存和健康。

宝宝出生后，他们也需要自己努力吸吮获得营养；到了开始尝试辅食阶段了，需要成人的辅助，很多的问题也逐渐显现。比如，孩子只是把碗、盘翻来覆去地查看，食物洒落一地，好不容易等到宝宝抓起食物，但也只是在手中捏、按进行把玩，根本不往嘴里放。

家长慢慢失去耐心了，开始一勺一勺把饭喂进孩子嘴里，主动替孩子把掉落的小块食物捡起来……这里的原因很多，怕饭凉了，怕孩子饿着，怕孩子自己拿不到发脾气等等，相信这样的场景家长们并不会陌生。家长的做法不无道理，但对于孩子来说，这样的方式长此以往对他们的发展是否有利呢？很多时候，不愿意自己吃饭的孩子，即使大人喂饭也会比较困难，饭到嘴边，孩子不是闭着嘴歪着头，就是用手推勺子，扯围兜，自顾自玩。不坐餐椅的孩子，更是会爬来爬去，家长在孩子屁股后面追来追去，大人疲惫，孩子厌烦，吃饭困难。

其实，宝宝的食量并不是固定的，吃饭也从来不是单纯的填饱肚子那么简单，更是孩子手眼协调能力不断发展、养成良好习惯的好机会。不能自己吃饭的孩子，会失去这些学习的机会。因为他们不能按照自己的节奏和愿望来探索食物；他们不能通过抓提捏按压来了解食物；不能自己决定送进嘴里的这一口和下一口食物是什么；不能决定每一口的分量；孩子吃饭的乐趣被成人包办代替了，时间久了，自然不愿意自己吃饭了。

当然，孩子自己吃饭，一直都是一个系统的过程，需要时间，处在辅食阶段的孩子，也许不仅仅是没机会自己吃，还可能是不会自己吃。不管是哪种原因，这些都需要家长有意识地提供引导和练习的机会。

（1）提供手抓食物

什么是手抓食物呢？顾名思义，就是能够让宝宝用手抓着吃的食物。如经过蒸、煮、烤的地瓜条、南瓜块、土豆条、西蓝花等；新鲜的水果或蔬菜切片等；自制的小蛋饼、面饼；市面上的磨牙棒、米饼等都可以。这些食物便于宝宝抓握，要提供给宝宝。最开始，他们需要一个熟悉、练习的过程，就让宝宝自己抓玩，家长可进行示范，如果宝宝不吃也不用强迫。

如果家长发现孩子在玩游戏时能够将玩具放进嘴巴，但是从不把食物放进嘴巴，除了示范正确的手抓食物进食，家长还可以进一步采用一些方法。家长可以借助盘子，将食物靠近孩子的嘴巴，当孩子将食物咬起，鼓励孩子用自己的手把嘴巴外的食物抓住，慢慢吃、小口吃，顺利的话，宝宝接下来会自己开始抓取食物送进嘴中。即使孩子不能把食物送进嘴里，可能会吃一口丢掉，重新拿完整的，大人不要干涉，让孩子自己完成这次的进食，逐渐地，你会收获一个自信且对独立进食感兴趣的宝宝。

（2）小勺训练

当宝宝从抓握大块的手抓食物到能握住小块的手抓食物并成功放到嘴里后，就可以让宝宝自己尝试握住勺子了。

很多时候，宝宝只能抓住勺子在碗里划来划去，费劲半天，可能只有勺头沾上一点，也可能好不容易舀到一些，还没送进嘴巴，食物基本洒光了，请家长回想一下，当自己的宝宝还在两三个月时，想要吃到自己的手指，是不是还经历了一个漫长的过程？现在，对每个阶段的孩子来说，小勺舀起食物并准确无误地送到嘴里更是一个复杂的过程，需要手眼协调，需要肌肉的配合，更需要家长们的耐心引导。

一些小技巧，可以让训练更为简单有效。

提供合适的勺子：准备有一定弧度的训练勺，比如L型的勺子，更便于宝宝的抓握，勺柄的弯曲更易于宝宝把饭送进嘴里。

使用两勺法：家长一把，孩子一把，家长的勺子用来示范和喂宝宝，宝宝的勺子用来模仿，如果宝宝自己想用勺吃但又舀不到什么，家长可以用自己的勺子舀一些放到宝宝的勺子里，让他练习送进嘴巴。

提供罩衣和一次性纸张：刚开始学习，孩子会把饭吃得到处都是，不光自己身上有，地上也会有，为了避免次次清洗的麻烦，饭前给孩子穿一件罩衣，座椅位置铺上一张一次性纸张，这样家长的注意力就会落在让孩子动起来，而不是想办法保持衣服、地面整洁上了。

（3）辅助训练游戏

不管是用手抓握还是用勺吃饭，对手眼协调能力、精细动作的能力都有很高的要求，每天除了吃饭是练习的好机会，家长也可以在跟孩子的日常中，有意识地加入训练精细动作的互动，创造丰富的练习机会，如捡豆子、舀豆子、串珠子等等，互动中多微笑鼓励和赞扬，宝宝会越做越好的。

“宽心育儿”不是一句空话。小技巧的运用要基于孩子良好的情绪状态，每个孩子发展都有个体差异，家长不焦虑，才能传递给孩子平静的情绪，给孩子慢慢成长的底气。

三、13—24 月龄幼儿的辅食体验食谱

沙司圆圆牛肉饼

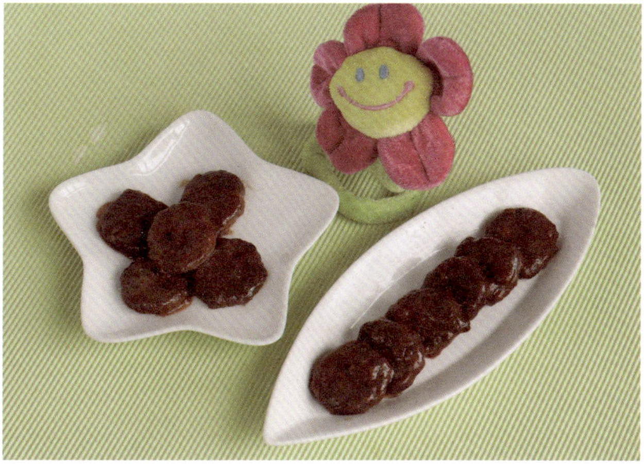

材料：牛肉 75 克，鸡蛋 25 克，洋葱、精制油、番茄沙司、酱油、糖、盐、淀粉、鲜汤适量

做法：牛肉与洋葱一起绞碎，加鸡蛋、盐、糖、酱油、淀粉，搅拌成牛肉胶，做成一元硬币大小的圆饼（做成丸子后压扁），入烤箱 180 度烤 10 分钟。小火温油将洋葱和番茄沙司在锅里炒红炒香后加适量鲜汤，加适量盐和糖调味后加入牛肉饼，翻炒均匀，汤汁烧开后用水淀粉勾芡即可。

营养及特点：牛肉蛋白质含量高，强健筋骨，洋葱杀菌起香，有利于幼儿健体强身。用番茄沙司制作的这道菜肴酸酸甜甜，颜色鲜艳，提高幼儿的饮食兴趣。

三味鸭肉粒

材料：鸭胸脯 250 克，胡萝卜 25 克，青豆 20 克，土豆 25 克，蛋清 1 个，

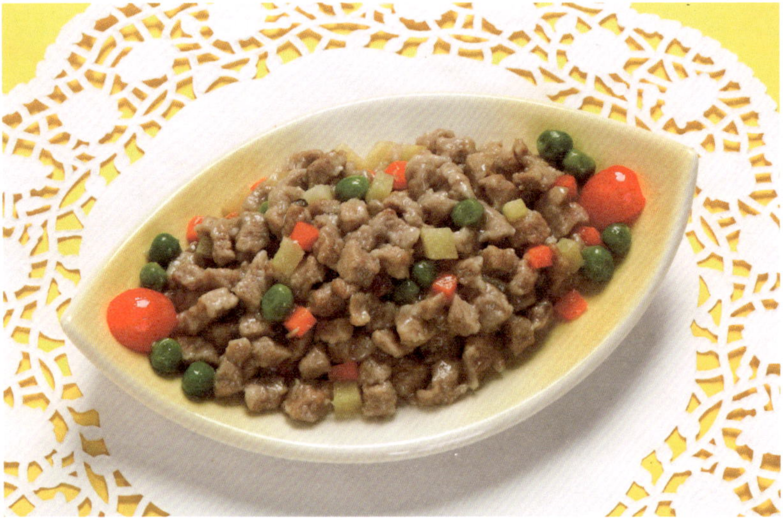

鲜汤、麻油、盐、生粉适量

做法：将鸭胸脯去皮剁成肉糜，加葱姜水、盐、蛋清、黄酒、生粉拌匀打透，放入方盘蒸熟改刀成粒。将土豆、胡萝卜分别刨皮改刀成粒，青豆剁碎粒待用。将土豆、胡萝卜粒、青豆碎粒煮熟。在炒锅中加鲜汤烧滚，加入土豆粒、胡萝卜粒、青豆碎粒烧开，加入鸭肉粒煮滚，加盐、水生粉勾芡，淋数滴麻油即可。

营养及特点：鸭肉蛋白质含量比鸡肉低，而脂肪、碳水化合物高于鸡肉，另含多量的维生素和矿物质，有滋阴润燥的作用。土豆富含食物纤维素，具有通便降脂作用。青豆植物蛋白丰富，含有钙、铁、维生素。胡萝卜含丰富胡萝卜素，经常食用对眼睛和皮肤有利。组合成滋润肠胃、健美皮肤、明亮眼睛的特色菜。

白玉肝糕丁

原料：豆腐 400 克，鸡肝 100 克，鸡蛋 100 克，葱姜水、盐、麻油、水淀粉适量

做法：用刀背敲出鸡肝筋脉，去除，留下肝泥，放入粉碎机，加入 2 个鸡蛋和适量的葱姜水拌匀，倒入容器，在沸水锅中火蒸 10—12 分钟，冷却后取出改刀成丁。豆腐改刀成丁备用。炒锅里放葱姜水，又把豆腐丁放入烧开，加鸡肝丁、盐烧开，淋水淀粉勾芡，滴麻油起锅装盆。

营养及特点：鸡肝维生素 A 丰富，铁、锌、维生素 B 充分。豆腐为优质植物蛋白丰富的制品，鸡蛋营养丰富，又容易消化。组合成补血强身的动植物蛋白互补的营养佳肴。

制作小窍门：鸡肝洗净，葱姜水浸泡 1 小时。

金针菇炒小青菜

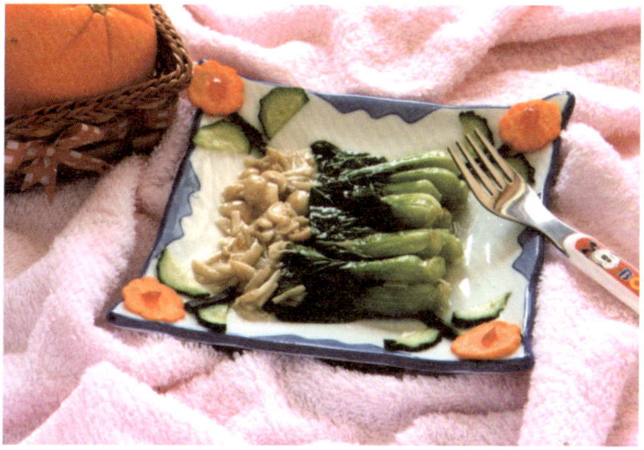

材料：金针菇 20 克，小青菜 100 克，精制油、盐适量

做法：将金针菇、小青菜分别择洗干净、切开。在炒锅中加入油烧热后，放入金针菇、小青菜煸炒，熟时加盐拌匀即成。

营养及特点：金针菇为益智菌菇，青菜维生素 A、维生素 C 丰富，有促进大脑发育和增强敏感性的作用，组合成菌菜合烹的益智佳品。

特别提醒：绿叶蔬菜中菠菜、荠菜、塌棵菜、香菜、豆苗、茼蒿菜等富含维生素 C、胡萝卜素；水果中维生素 C 丰富的有鲜枣、柑橘、甜橙、猕猴桃、柚子等，幼儿常食有利大脑发育。

彩色豆腐羹

材料：豆腐 75 克，莴笋 25 克，胡萝卜 10 克，黑木耳、食用油、盐、肉汤、水淀粉少许

做法：豆腐切丝，莴笋、胡萝卜去皮后切丝，黑木耳泡发后切丝备用。锅中倒入肉汤，放少许食用油，放入豆腐丝、莴笋丝、胡萝卜丝、木耳丝烧开后撇去浮沫，加盐调味，用水淀粉勾芡即可。

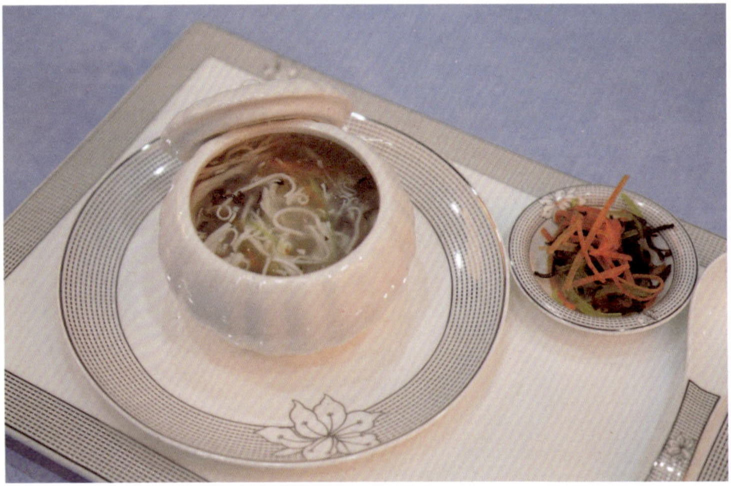

营养及特点：豆腐中植物蛋白含

量丰富，木耳中铁的含量极为丰富，胡萝卜含有大量胡萝卜素，有补肝明目的作用。

四素炒卷心菜

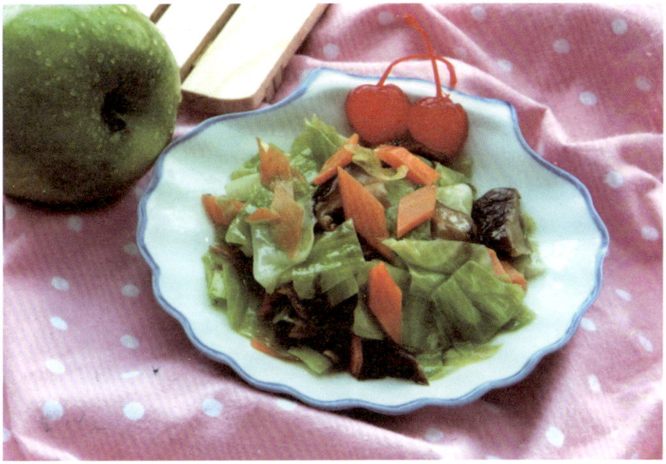

材料：鲜香菇20克，卷心菜100克，胡萝卜20克，山药20克，油、盐少许

做法：香菇、卷心菜、胡萝卜分别洗净改刀成片。油锅烧热，先炒香菇，再放入卷心菜、胡萝卜、山药，炒熟后，加入盐调味，翻炒均匀即可。

鸡汁蔬菜菌丝

材料：黄芽菜100克，胡萝卜10克，水发香菇5克，百叶10克，盐、鸡汤适量

做法：黄芽菜取菜梗切丝，其余原料均切丝。炒锅中加入鸡汤，放入各种

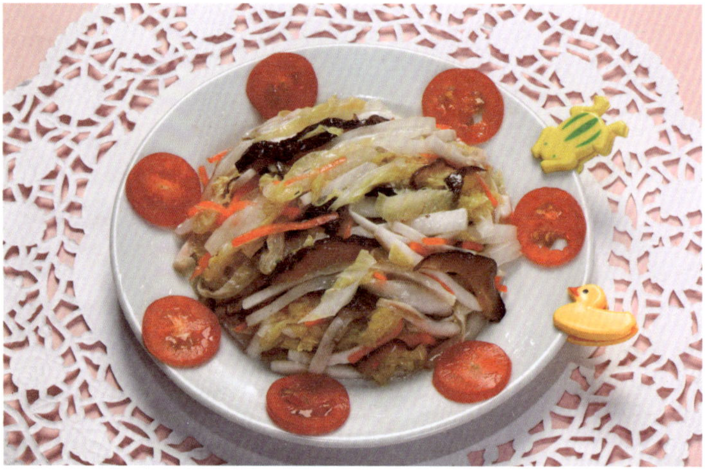

原料，烧开后加盐、大火收浓汤汁，即可装盘。

营养及特点：黄芽菜含有丰富的锌、钙、维生素C、维生素B2，胡萝卜有增强幼儿免疫力的作用，香菇为菌类食品，蛋白质、钙、铁、磷和维生素齐全，组合成增强幼儿体质，促进幼儿壮骨增高的特效菜。

特别提醒：菌菜合烹，味美益智，增强体质，是幼儿膳食中的完美组合。

猕猴圣果鱼片

材料：鳜鱼肉100克，猕猴桃50克，樱桃番茄2个，蛋清1个，油、盐、淀粉、料酒少许

做法：猕猴桃去皮切小片、樱桃番茄切小条备用。鳜鱼去皮去刺，入料理机粉碎，加料酒、蛋清、盐、干淀粉，搅拌成鱼胶放入容器中蒸熟后切片备用。锅中放少许汤汁，倒入鳜鱼糕片，烧开后放入猕猴桃片和樱桃番茄条，翻拌均

匀后用水淀粉勾芡。

营养及特点：猕猴桃为维生素C充足的水果，番茄是瓜茄中维生素C丰富的佳品，鳜鱼蛋白质、不饱和脂肪丰富，钙质充足，组合成营养丰富的美味鱼。

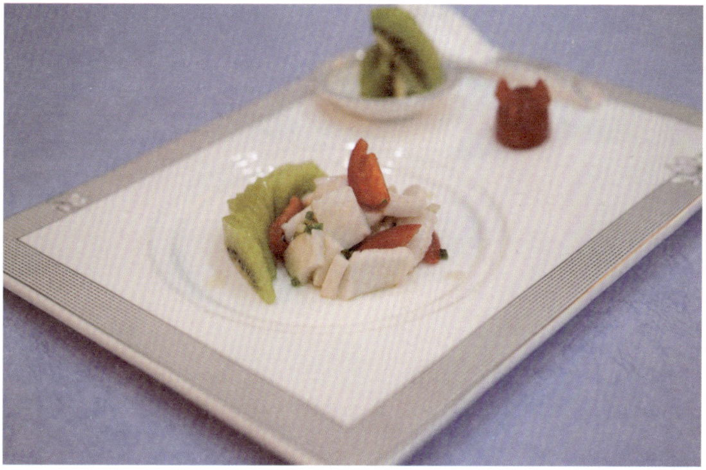

翡翠黄金白玉卷

材料：海苔25克，鸡脯肉250克，鸡蛋4个，胡萝卜25克

做法：将鸡蛋制作成蛋皮，海苔泡软切碎，鸡肉搅碎成糜加盐、料酒少许调味拌入切成碎粒的胡萝

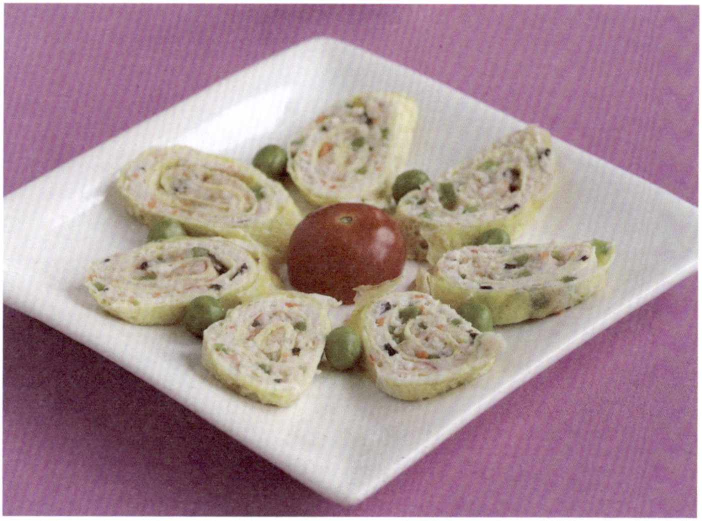

卜。在蛋皮上均匀涂上调好味的鸡肉糜，撒上海苔，然后卷起蛋皮。将蛋卷上蒸笼蒸 10—12 分钟出笼切成段即可。

营养及特点：鸡蛋含有丰富的蛋白质，富含 DHA 和卵磷脂、卵黄素，对神经系统和身体发育有利，能健脑益智，增强记忆力。

制作小窍门：蛋皮卷的接口处可以擦一些水淀粉以免蒸时裂开。

软溜三色鱼条

材料：青鱼 300 克，青豆 50 克，胡萝卜 50 克，鸡蛋 2 个，精制油 10 克，盐、鲜汤、葱姜水、水淀粉适量

做法：青鱼去骨刺、去鱼背上血肉搅拌成鱼茸，加葱姜水、盐、蛋清、淀粉搅拌上劲，青豆、胡萝卜去皮入开水锅煮至酥软分别搅碎成泥。另取三分之一鱼胶拌上青豆泥，三分之一拌上胡萝卜泥加上原色的鱼胶重叠在一起蒸，将成熟的三色鱼糕切成条。锅中放适量鲜汤烧开加盐调味，倒入三色鱼

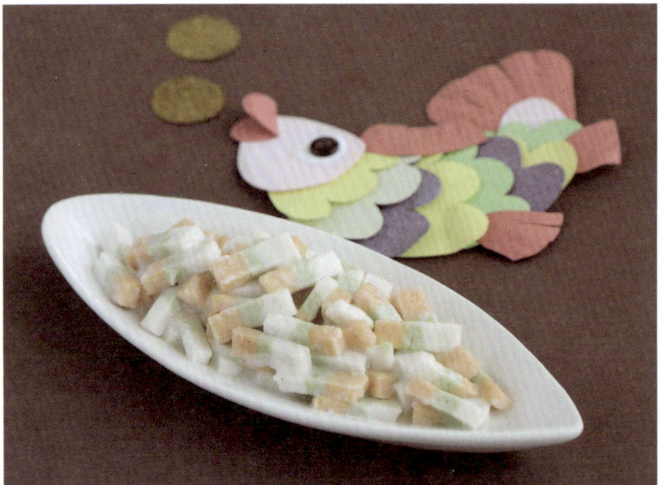

条略烧后加水淀粉勾芡即可。

营养及特点：鱼肉中富含蛋白质，这是人体细胞所必需的物质。青豆富含不饱和脂肪酸和大豆磷脂，可保持血管弹性、健脑。

奶香翠绿虾丸

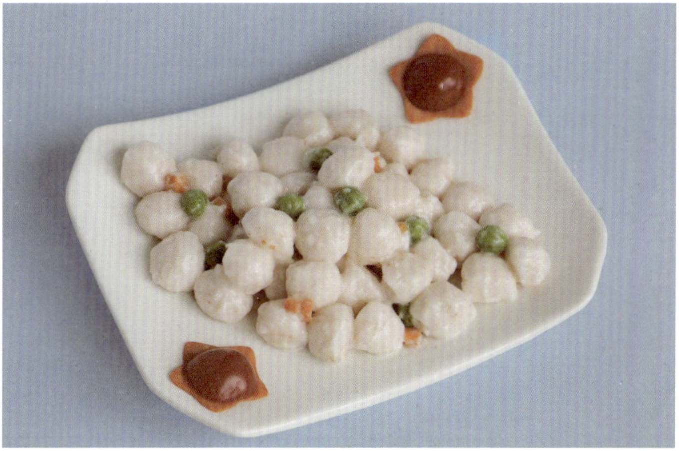

材料：虾仁300克，鸡蛋2个，青豆20克，奶粉、盐、麻油少许，鲜汤、葱姜水、水淀粉适量

做法：虾仁洗净搅碎加蛋清、淀粉、葱姜水、盐搅拌上劲做成虾丸。锅中放入鲜汤，倒入破粒的青豆烧熟，加少许盐调味烧开，放入虾丸，滴入适量溶解的奶粉，略烧后用水淀粉勾芡，淋少许麻油即可。

营养及特点：虾仁含有丰富的钾、碘、镁、磷等矿物质及维生素A、氨茶碱等成分，肉质松软，易消化。

腐乳豆干小肉圆

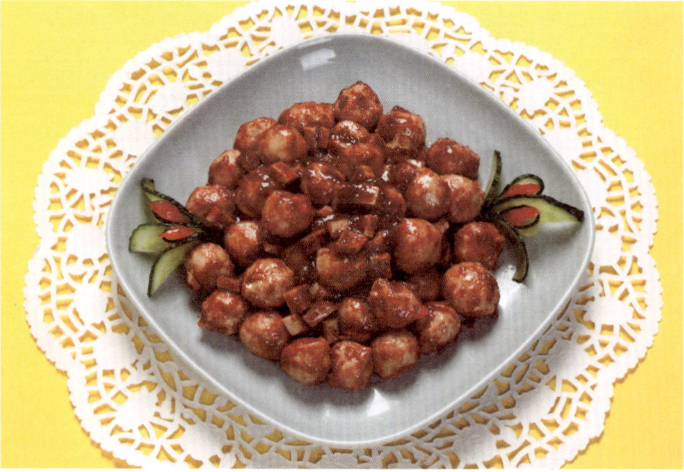

材料：猪肉300克，豆干100克，鸡蛋1个，南乳汁、盐、精制油、淀粉、葱姜汁、料酒适量

做法：豆干切丁，用沸水煮一下备用。猪肉绞碎，加鸡蛋、葱姜汁、料酒、盐、干淀粉，酱油一起制成猪肉胶后，在温水锅中做成小小猪肉圆。

锅内放少许葱姜汁，加入适量南乳汁、水、糖，烧开后倒入肉圆和豆干，再煮至汤汁沸腾，用水淀粉勾芡，淋精制油即可。

营养与特点：豆干中含有丰富植物蛋白质，与猪肉中的动物蛋白质一同起到了很好的动植物互补作用。

蜜瓜鸡丁

材料：哈密瓜100克，鸡脯肉300克，鸡蛋1个，精制油、盐、葱姜水、鲜汤少许

做法：鸡脯肉绞碎加少许盐、葱姜水、鸡蛋做成鸡肉膏蒸熟切成丁，哈密

瓜去皮切成丁。锅中加少许鲜汤、盐调味，倒入鸡丁烧开，加入哈密瓜丁，水淀粉勾芡，淋入精制油即可。

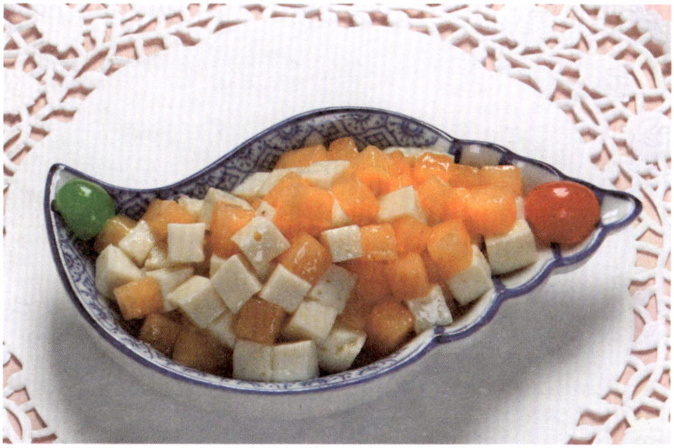

营养及特点：哈密瓜有清凉消暑，除烦热，生津止渴的作用，是夏季解暑的佳品。鸡肉蛋白质含量较高，且易被人体吸收利用，有增强体力，强壮身体的作用。

五彩瓜条

材料：哈密瓜 50 克，黄瓜 25 克，山药 25 克，红椒 10 克，木耳、水淀粉少许，食用油、盐、肉汤适量

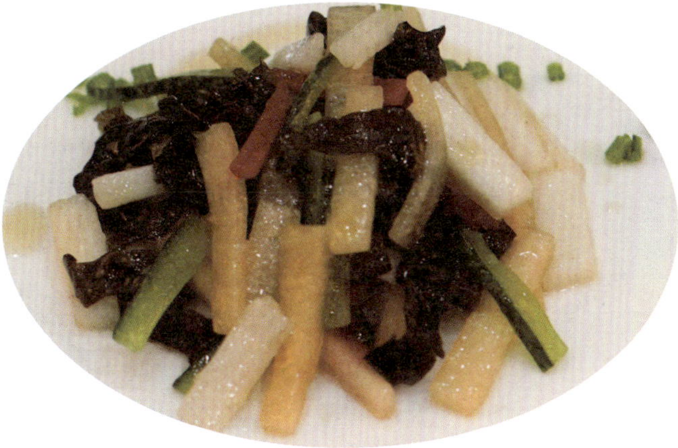

做法：哈密瓜、黄瓜、山药、红椒、木耳等都洗净、

去皮、去籽，切成小朋友两节小手指大小的条，备用。山药、木耳焯水至成熟，哈密瓜、黄瓜入开水烫一下捞出备用。锅中加一勺肉汤，淋少许食用油，倒入山药、木耳、红椒，加盐调味，烧开后倒入黄瓜和哈密瓜条，用水淀粉勾芡。

热烩蔬菜五宝

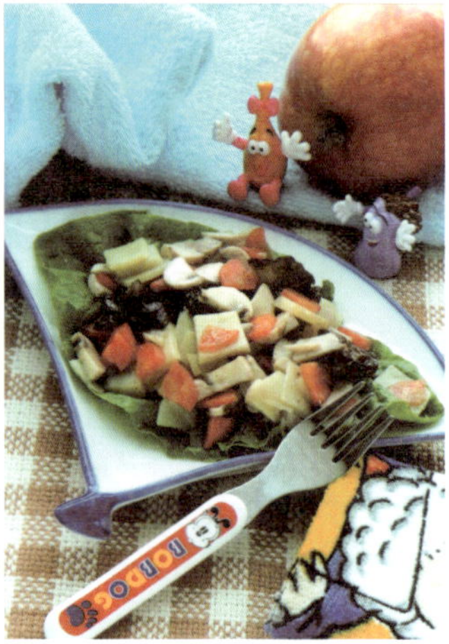

材料：胡萝卜 20 克，削皮荸荠 30 克，土豆 20 克，蘑菇 20 克，黑木耳 2 克，油、盐适量

做法：将胡萝卜、土豆、分别洗净、削皮改刀成片，削皮荸荠、蘑菇清洗切片，黑木耳用温水泡发后改刀成片。炒锅加油烧热，先炒胡萝卜片，再放入蘑菇片、土豆片、黑木耳片，炒熟后加适量盐调味即可。

营养与特点：蘑菇健脑，荸荠清热抗病，黑木耳补血，胡萝卜中胡萝卜素丰富，土豆有丰富的纤维素和维生素，组成营养全面的美味蔬菜。

奶酪小蛋糕

材料：鸡蛋 500 克，白糖 200 克，奶油 15 克，奶酪 15 克，面粉 200 克

做法：将鸡蛋打入盛器中，加入白糖，用打蛋器顺一个方向由慢至快搅拌蛋液，使蛋液呈奶黄色略发白起泡状，倒入面粉及溶化的奶油和奶酪拌匀。将

烤盘放入预热后的烤箱，温度190度烘烤约20—25分钟，成熟后取出切成各种形态。

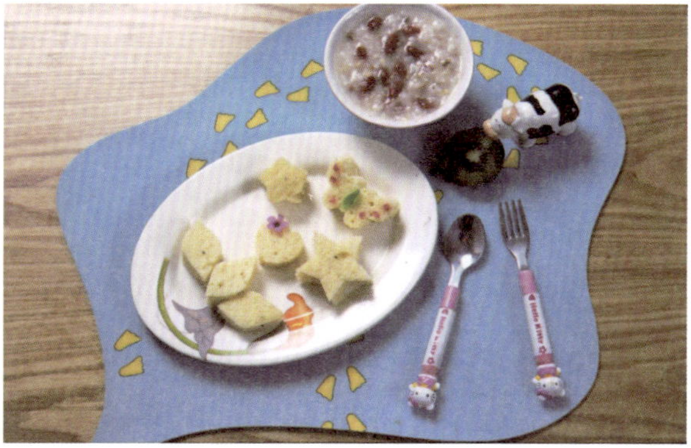

营养与特点：质地松软，带有淡淡的奶酪香味，甜度适中。鸡蛋蛋白质、维生素A、维生素D、维生素B2、卵磷脂丰富，健脑益智，奶酪钙质丰富，是儿童喜欢食用的点心之一。

芋头包

材料：面粉250克，芋头200克，白糖70克，干酵粉、泡打粉适量

做法：将芋头去皮上笼蒸酥后制成泥状，拌入50克白糖成馅心。面粉加入干酵粉、泡打粉及白糖20克，用温水搅拌均匀，揉成软硬适中的面团。放置片刻后，搓条制成15个剂子，包入馅心，制成秋叶形状的包子。放入蒸笼，大火沸水蒸约15分钟即可。

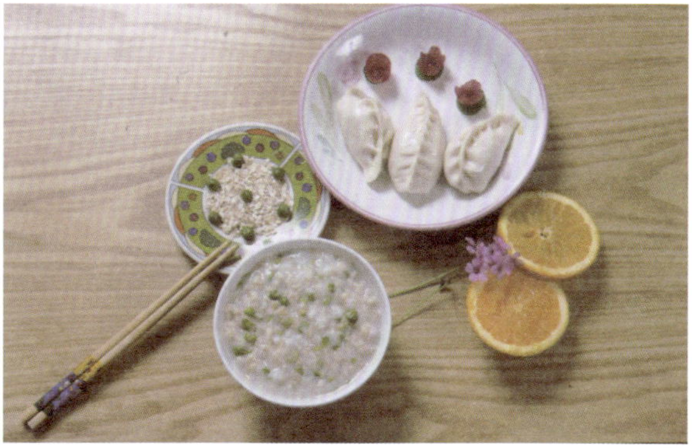

营养与特点：形态独特、芋

香可口。芋头含有大量淀粉，质地细软、容易消化，有消结散瘀、疗热止渴的功效。为热量丰富、增强抗病能力的幼儿保健点心。

虾仁鲜肉小蒸饺

材料：富强面粉 500 克，夹心猪肉 250 克，净虾仁 150 克，盐、酱油、黄酒、糖、葱、姜末适量

做法：将面粉放置于面板上，用近八成开的开水将其拌匀，面团揉至光洁柔软，放置一边。将虾仁洗净待用，猪肉剁成茸，在肉中加葱姜末、盐、酱油、糖、黄酒一起拌和上劲，然后拌入虾仁，即成饺馅。将面团搓成长条，摘成每个约 12.5 克的剂子，用擀面杖擀成类似饺子皮状，包入馅心后收口，捏成一定花边纹状，上笼大火沸水蒸约 15 分即可。

营养与特点：外皮软糯，馅心鲜美，富含蛋白质、钙、维生素 B1、脂肪、碳水化合物。

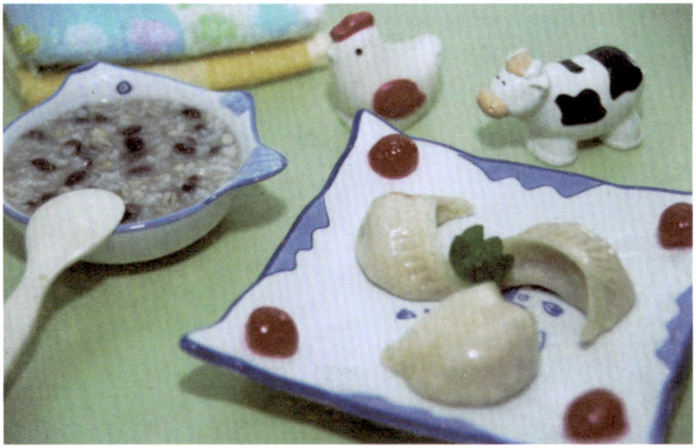

第四章

2—3 岁幼儿的
膳食和食育活动

本章摘要

· 孩子主要通过一日的膳食来汲取身体所需的营养素。

· 孩子可摄入的食物种类可以接近成人，但孩子的消化系统尚未完全成熟，咀嚼能力仍较差，因此他们食物的加工烹调与成人有一定的差异，保证营养素能得到充分的吸收。

· 让孩子参与家庭食物的选购和力所能及的制作环节中。

· 食育活动注重以“家的味道”为核心主题。

· 亲子共同探索食物的奥秘。

一、2—3 岁幼儿的均衡膳食

幼儿到了 2 岁，他们身体的生长发育对各类营养素的需求也逐渐递增，大部分的幼儿基本都已不再进行母乳喂养，主要通过一日的膳食来汲取身体所需的营养素。此时，幼儿可摄入的食物种类可以接近成人，但这些并不意味着就是让幼儿与成人的膳食一样，因为幼儿的消化系统尚未完全成熟，咀嚼能力仍较差，因此其食物的加工烹调与成人有一定的差异，保证营养素能得到充分的吸收。因此，2—3 岁幼儿的膳食需要注重营养均衡，科学调配普通食材，精心制作健康食物，促进幼儿健康生长。

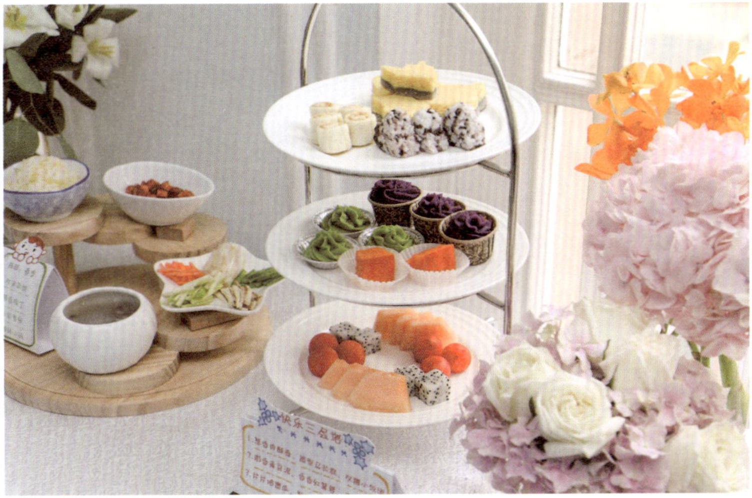

（一）均衡膳食的科学搭配

均衡膳食是指符合个体生长发育和生理状况特点，含有人体所需要的各种营养成分且含量适当，全面满足身体需要，促进生长发育和健康的膳食。根据营养平衡理论，没有单一的食物能称得上是均衡膳食，只有相互搭配的多种食物才能构成实际生活中的均衡膳食。因此，2—3 岁幼儿的均衡膳食安排有以下几点建议。

1. 一日膳食，品类丰富，三餐安排合理

2—3 岁幼儿每天的膳食安排，品类要丰富，包括进食主食（米或面）、蔬菜、水果、鸡蛋、肉类、 豆类或坚果，建议每天饮奶 300—400 毫升或相当量的奶制品，每天饮水 600—800 毫升，以白开水为主，分多次喝，不宜一次喝大量的水。

2—3 岁幼儿一日三餐的安排，遵循“早餐丰富吃得好、午餐营养搭配全、晚餐清淡易消化”的原则。早餐注重“粗（粮）细（粮）搭配”，适当搭配蔬果；午餐注重“荤素搭配”“干湿搭配”，荤菜以一种肉类为主，主食如果吃米饭，要搭配汤，使更多的营养素溶解在液体里，有利于消化吸收。晚餐不宜吃得过饱，入睡前一小时加牛奶。

TIPS

很多家长会发现，孩子在三餐中间，会到处找吃的，家长以为是因为三餐没吃饱，在吃饭的时候会有意给孩子塞饭，其实孩子并不是没有吃饱，而是因为孩子的胃容量有限，汲取的热量消耗完了，就会有饥饿感，因此，三餐之间可以适量加点心，作为孩子的零食，点心一般以饼点、水果、牛奶制品为主，不宜太多，防止影响三餐的食欲。

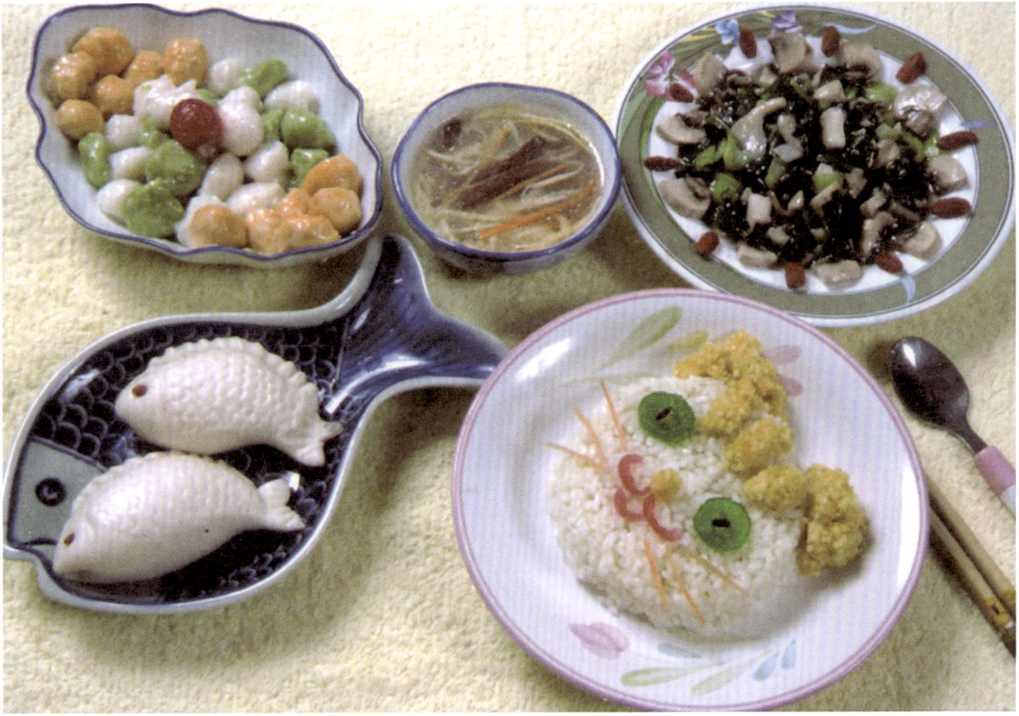

2. 一周膳食，适当变化，营养搭配丰富

食材的种类众多，在一周营养膳食安排中，同一类型的不同食材，比如海鲜类、肉、禽、蛋、内脏等荤菜，要有计划地安排在一周的膳食中，隔日少重复；蔬菜的安排要保证绿叶蔬菜、鲜豆类比黄叶蔬菜、根茎类多一倍的搭配；一周中的主食、面食不能少于 1—3 次，如面条、面包、馄饨或水饺。不仅如此，在烹调方法上也要尽量隔日不重复。

另外，针对不同体质的幼儿，膳食安排也要进行适当的调整。比如对于肥胖幼儿，不能一味减少幼儿的进餐量，会影响孩子的生长发育，可适当增加蔬菜的摄入量；体弱的孩子，可以适当增加主食、蛋类，并搭配开胃的食物。

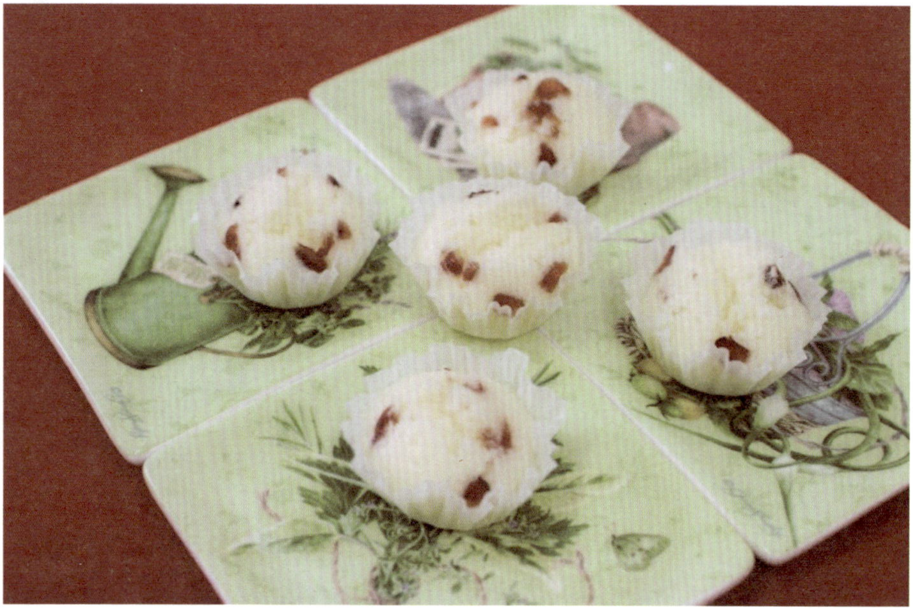

3. 一年膳食，应季而变，巧食妙补强身

应季而食，倡导注重食用新收获的农产品或应时鲜货，因为当季的作物不仅价格更便宜，而且口味更纯正。个体的健康与四季气候的变化有着一定的联系，通过各种当季食物的不同组合，巧食妙补，应季而变，使人体内外环境保持和谐统一，促进幼儿四季的健康成长。

家庭食育小讲堂：应季膳食

春季是万物生长的季节，幼儿在室外的活动时长也会增多，及时补充富含钙质的食品和富含维生素 D 的食物，如乳类和鱼虾及豆类等；让幼儿多吃谷、蔬、肉、鱼等性温味甘食物，增强幼儿体质；巧选香蕉、梨或柿饼等清热生津解渴的鲜果和干果。

夏季天气炎热，出汗多，必须及时补充水分、无机盐、蛋白质。且夏季幼儿食欲欠佳，膳食应关注色彩鲜艳、形式多样，以鱼、肉、蛋、奶和豆制品及各类蔬瓜为宜，以口味清淡、消暑开胃为主，更应注重食品卫生与安全。

秋季天气干燥，容易唇干舌燥，鼻腔燥热、肠道便秘等，应多吃滋阴润燥的食物。同时经过夏季消耗多吸收少，秋季要重视补充营养，调整机能，秋季是幼儿增长体重的最佳时节，及时供给幼儿热量高和滋润祛燥的食品，如：猪鸭肉、鸡鸭蛋、鱼虾蟹和各类蔬果与豆制品等，但要预防幼儿消化不良。

冬季天气寒冷，幼儿活动量减少，而人体生理活动需要的热量增加，因此，幼儿膳食中可适当增加高热量、高蛋白的食物，如：牛羊肉、鸡鸭肉、鱼类蛋奶等，同时丰富蔬菜，选食热果，食用红薯、血糯米等杂粮。

（二）膳食的合理烹调和制作

膳食的制作关乎营养的有效摄入，家长在家给孩子制作膳食时，掌握一些科学的幼儿膳食制作小技巧，不仅有助于营养的吸收，还能避免一些饮食行为问题的发生，比如挑食、偏食等。

1. 科学的切配方式，助力幼儿咀嚼

2—3 岁的幼儿，乳牙出齐，处于饮食行为形成的关键时期，此时食材的形态可以开始从泥糊状过渡到小粒、丝、小片等，为幼儿创设咀嚼的机会，提高咀嚼能力。对于大豆、花生等颗粒状食物，不宜直接食用，预防吞咽危险，

应先磨碎，制成泥糊浆等状态进食。

TIPS

长期吃细软的食物，咀嚼肌得不到锻炼，后期会拒绝吃需要费力嚼的、粗糙的食物，有的还会出现含饭的不良习惯，有的则容易表现出吞咽恶心想吐。

2. 正确的烹调方法，保证食材营养

到了 2 岁以后，幼儿膳食仍应专门单独制作，少调料、少油，保持幼儿口味清淡；烹调方式以蒸、煮、炖、煨为主，少油炸、烤、煎等；绿叶蔬菜类适宜水油焖炒，避免高温破坏营养结构。

TIPS

“水油法”是指先在锅底加少许水烧开，然后加入食用油，再放入食材进行翻炒的烹饪方法。开水会将油温维持在 100 度左右，用这个方法炒蔬菜既健康，色泽又鲜美。

3. 注重色香味形，满足进食欲望

随着营养科学的发展，均衡膳食的内涵也在不断地充实和发展，不仅要满足生理上的需要，也要能满足心理上的需求，比如进食欲望的满足等。因此，幼儿膳食要注重食物的色彩搭配、味道搭配、摆盘等，形成具有幼儿特色的膳食形态。

二、2—3 岁幼儿的食育活动

2 岁以后，幼儿生活能力逐渐提高，对食物选择有一定的兴趣和喜好；家

长可以引导幼儿与各种食物开展系列互动，让幼儿参与家庭食物的选购和力所能及的制作环节中，体验和认识各种食物的天然味道，建立对食物的积极情感。

（一）2—3 岁幼儿的食育活动要点

1. 以“家的味道”为核心主题

2—3 岁的孩子，我们倡导家庭食育活动可以以“家的味道”为核心主题。家，是生命的起点，是充满柔情与爱的地方，家味承载的温馨记忆，是孩子最初的心理力量的源泉。2—3 岁是孩子形成关于家的记忆的最初阶段，而熟悉的味道是最容易勾起人的回忆的。孩子们在初有记忆的这两年，闻过的每一种气味、尝过的每一种味道，都会深深地印刻在他的感知觉系统里，形成他们对家最初的记忆。而这种关于味道的记忆也许会在未来的某一天，成为温暖他们、支持他们前进的力量。美食，不仅能填满肚子，其中蕴含的爱，更能充盈内心。这就是我们强调“家的味道”的原因。

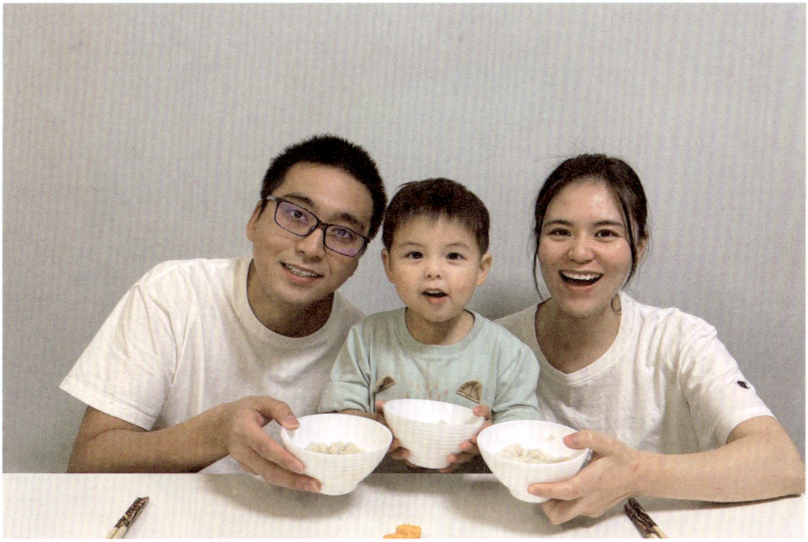

2. 围绕食材开展高质量亲子互动

家庭食育，我们提倡父母和孩子围绕某一种食材，展开共同探索。爸爸妈妈可以带着孩子去超市、去菜场、去果园，在生活和自然中寻找食材“本来的样子”；可以共读一本和主题有关的绘本、利用食材制作好玩的手工；可以全家一起烹饪一道美味，鼓励孩子力所能及地参与，全家人欢喜品尝。互动的过程，让亲子时光变得柔软而甜蜜，让孩子眼中的“家”变得更具体和生动，让爱在亲子之间流动传承。记忆中最为美好的部分，往往源自情感的触动和感官的体验，家庭食育，带给孩子的不仅是食物的美味，更有长辈倾注的心意和彼此羁绊的亲情。

3. 亲子共同探索食物的奥秘

2—3 岁幼儿处于感觉发展的敏感期，父母应充分调动他们视觉、触觉、嗅觉、味觉等感官通道，对真实食材展开里里外外、不同形态的全方位探索。例如，从品尝橘肉，到了解橘络，再到自制陈皮，让幼儿感知一整个橘子的奥秘；又如，幼儿亲手操作体验，理解广受大家喜爱的爆米花和玉米之间的关系等。通过食育活动，很多家长明显感受到了孩子的巨大变化：小勺拿得更稳了，主动要求自己吃饭了，会告诉妈妈“世界上有巧克力颜色的番茄”，还愿意将最喜欢的食物分享给爸爸妈妈、爷爷奶奶，甚至家里的小宠物……

（二）2—3 岁幼儿的食育活动案例

让南瓜跳起舞

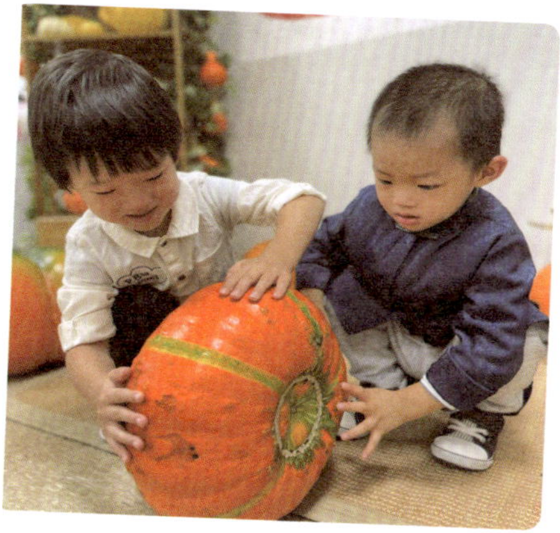

南瓜富含胡萝卜素、锌和果胶等，能促进蛋白质的合成及骨细胞的分化，助力幼儿生长发育和骨骼发育，其中的膳食纤维，具有润肠通便的功能。此外，南瓜口味感好，软糯可口略带甜味，被公认为制作幼儿菜肴和点心的宝瓜。

亲子游戏

托班孩子的学习需要体验和感知，家长可以让孩子看看、玩玩、讲讲、尝尝南瓜，鼓励孩子充分表达自己的感受——

看南瓜：“长长的像灯笼。”“圆圆的像小皮球。”“一头小一头大像葫芦。”

闻南瓜：“好像没什么气味呀。”

摸南瓜：“滑滑的但有小疙瘩。”“刺刺的。”“有个凹下去的‘小肚脐儿’。”“有一个‘小尾巴’呢。”

玩南瓜：“圆圆的像车轮。”“南瓜爸爸、南瓜妈妈、南瓜宝宝。”南瓜里面有什么？打开看看，原来南瓜的“肚子”里装着“南瓜子”。

亲子制作

制作家味，是每个人记忆中最淳朴的传递亲情和表达爱的方式。以南瓜为纽带，让孩子在父母的陪伴下体验制作的乐趣，创造和延续孩子专属的有关南瓜的故事，让它成为每个孩子心中一段美好的童年记忆。

家庭手工南瓜灯

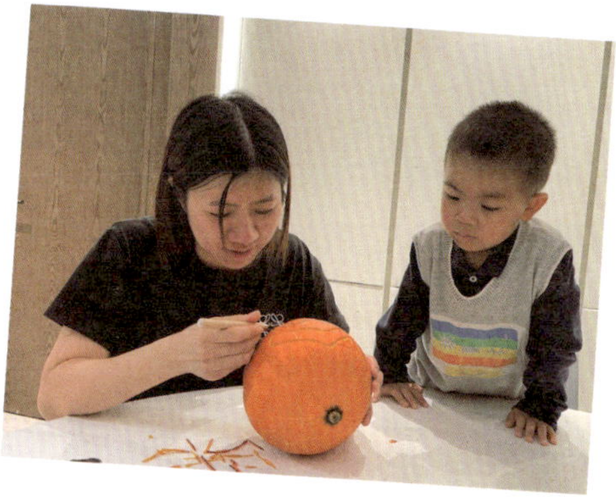

准备：南瓜、雕刻刀、记号笔

制作步骤：

· 先用记号笔画出预先想好的图案。

· 用专业工具把南瓜的“屋顶”切开。

· 掏出南瓜子。

· 雕刻出画好的图案。

蒸南瓜山药

准备：贝贝南瓜、山药

制作步骤：

· 将贝贝南瓜带皮切块、山药去皮切长条形备用。

· 蒸锅放水烧开，放入南瓜和山药，蒸 10 分钟。

· 起锅装盘晾凉，宝宝洗干净小手拿着吃。

南瓜汤圆

准备：南瓜，糯米粉，红豆沙

制作步骤：

· 将南瓜碾成泥状，加入等量糯米粉（无须加水）。

· 搅拌均匀，揉成面团，搓成条状，分段。

· 包入豆沙馅，搓成小圆子。

· 下锅煮熟。

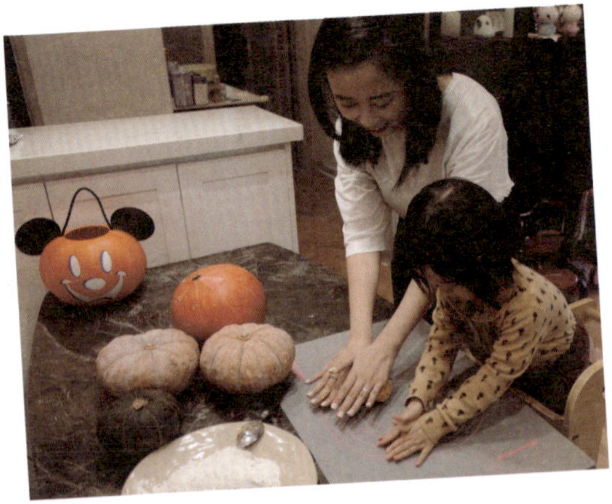

南瓜饭

准备：南瓜、大米、五花肉、胡萝卜、香菇、香葱、盐、五香粉

制作步骤：

· 食材切片，五花肉肥瘦分开，葱白分开切段，剩余切成葱花。

· 加入切好的食材翻炒。

· 放入洗净的大米搅拌均匀。

· 盛入电饭煲开启煮饭功能即可。

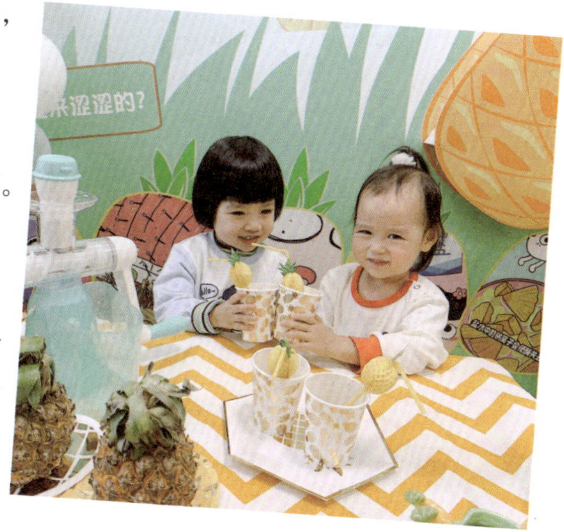

酸酸甜甜的菠萝

菠萝是热带水果之一，酸甜多汁，香气强烈，外形特征明显，具有生津止渴、清热解毒、利尿消肿的作用，是老少咸宜的可口水果。其丰富的维生素、膳食纤维、蛋白酶、脂肪酸等营养物质，对幼儿补充自身体内的维生素和营养物质大有裨益。

亲子游戏

家长从孩子的兴趣和生活经验出发，和孩子聊菠萝、玩菠萝、画菠萝、吃菠萝，能丰富孩子们的生活经验，打开他们发现周围世界的大门。

聊菠萝：“还记得吃过哪些菠萝味的食物吗？”“喜不喜欢吃菠萝？为什么？”

看菠萝：“菠萝的身体圆圆的、硬硬的。”“菠萝的花纹是一格一格的。”“菠萝的头发是绿色的，摸上去刺刺的。”“菠萝里面也是黄黄的。”

画菠萝：画一画菠萝花纹，海绵刷、泡沫纸……都可以变出菠萝的花纹。

榨菠萝汁：孩子们自己动手榨菠萝汁喝，自己榨出来的菠萝汁就是无

比美味！

猜菠萝：猜猜菠萝长在哪里，一起读读绘本《它们从哪里来》找答案吧。

吃菠萝：制作一道菠萝美味，和孩子们一起品尝和互动。

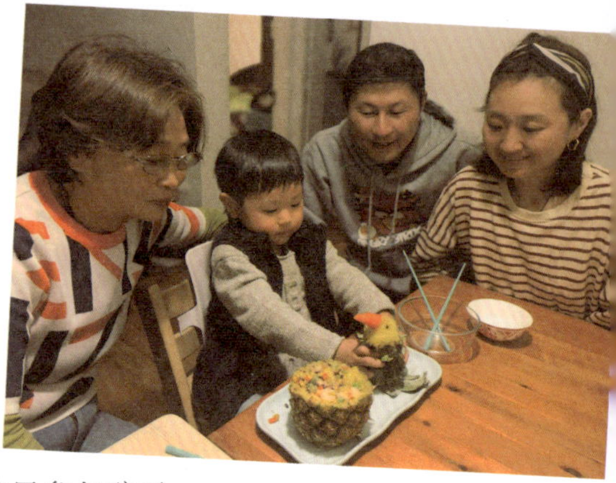

亲子制作

食物给予了孩子身体发育的营养，但这份营养，加上每个家庭不同的“配方”，会生成更多支持孩子健康成长的“营养素”，父母参与孩子的早期教养，和孩子一起制作、回忆、体验亲子时光，普通的菠萝就能散发出不一样的“家味”。

暖心菠萝派

准备：新鲜菠萝一颗、吐司面包片一袋、面皮一袋、芝麻少许

制作步骤：

· 新鲜的菠萝去皮切丁，盐水泡一下。

· 把菠萝丁放在锅里翻炒至软。

· 用擀面杖擀出“派”的外皮，把菠萝馅放到皮子里包裹好。

· 放锅里煎至金黄，撒上芝麻就可以出锅啦。

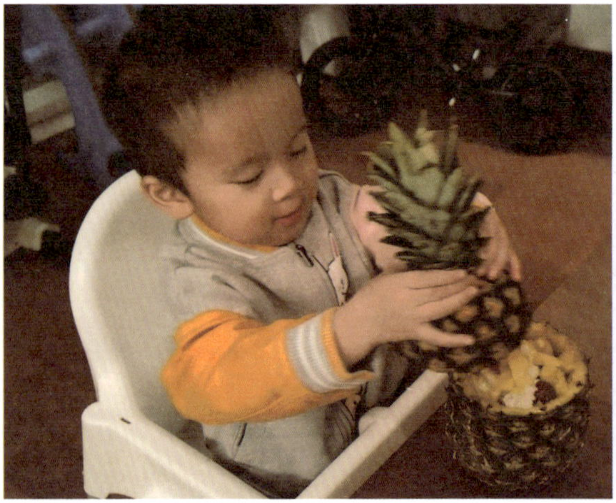

鹦鹉菠萝饭

准备：新鲜菠萝一颗、盐、虾仁、玉米、鸡蛋、豌豆、赤豆、米饭、宝宝酱油

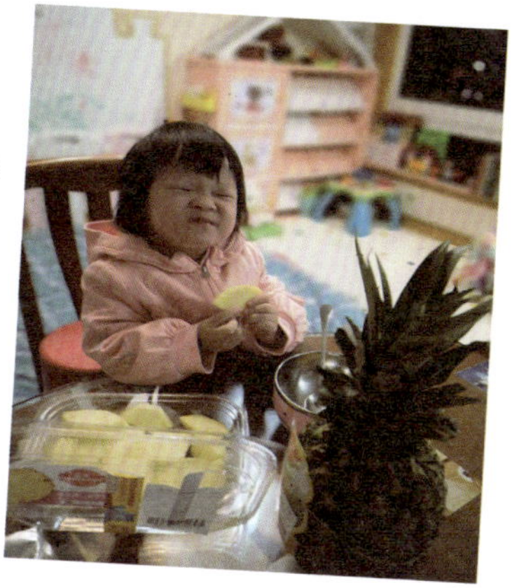

制作步骤：

·将新鲜菠萝距离菠萝头 1/4 处切开，将菠萝头果肉部分切成锥形（鹦鹉脑袋），把胡萝卜削成“鹦鹉嘴巴”的造型，并用牙签固定在菠萝头上，用赤豆做眼睛，剪刀修剪头部叶子，完成鹦鹉造型。

·剩下的 3/4 的菠萝，肉挖出，挖出的果肉用盐水浸泡约 10 分钟，沥干备用，菠萝外皮留作容器。

·在虾仁中加入 1 个鸡蛋清、1 勺淀粉，给虾仁做按摩保证肉质鲜嫩，放入少许盐，静置 15 分钟。

·将玉米、豌豆、胡萝卜切丁放入油锅翻炒，然后放入虾仁和菠萝，再加入蛋黄米饭、宝宝酱油，翻炒约 5 分钟。

·将炒好的菠萝饭盛入菠萝容器，摆盘。

菠萝甜甜糯米饭

准备：菠萝、盐水、糯米、红枣、枸杞

制作步骤：

·清洗糯米、红枣、枸杞。

·将红枣和枸杞煮熟，沥干。

·将糯米倒入电饭煲中，加入适量的水，煮成糯米饭。

·菠萝的 1/3 切开，将菠萝肉挖出并切成小块，菠萝外皮可作为小碗备用。

·将糯米饭、红枣、枸杞、菠萝块稍稍搅拌，放入菠萝皮的碗中即可。

夏威夷水果捞

准备：菠萝、苹果、橙子、梨、蜜瓜、酸奶

制作步骤：

· 将菠萝削皮、洗净、切块，盐水浸泡。
· 将其余水果洗净、削皮、切块。
· 倒入适量酸奶，搅拌均匀。

橘子味的美好

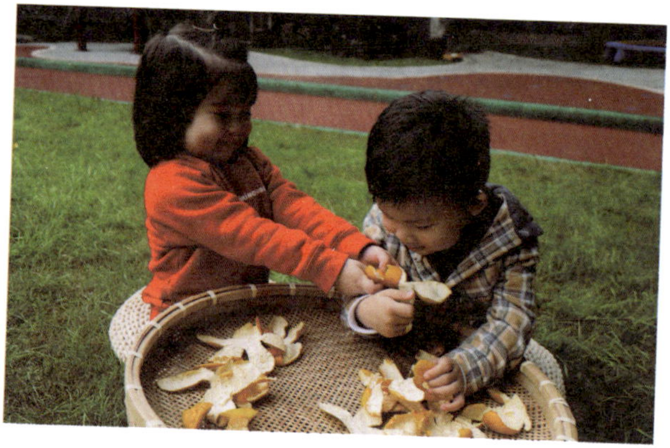

橘子是孩子们生活中最常见的美味佳果之一，其颜色鲜艳，酸甜可口，汁水饱满，色香味俱优，橘子食法多样，可鲜食，可加工后食用。橘子浑身是宝，果肉、皮、核、络、根、叶均可入药，既能为宝宝的生长发育提供营养，又具有润肺、止咳、化痰、健脾、顺气、止渴的药效。

亲子游戏

托班的孩子好奇、好问、好表达、好模仿，家长应追随孩子的兴趣，尊重其发展需求，开启探索活动。

各种各样的橘子："这些都是橘子吗？""青色皮的也是橘子。""小小的、皮滑溜溜的叫金橘。""这个皮皱巴巴的、大大的是丑橘。"

剥开看一看：一起剥开橘子看一看，不同种类的橘子，剥出来的橘瓤也不一样。"白色的丝，到底是什么呢？"白色的丝叫橘络，它是可以吃的，可以治疗咳嗽，还能化痰噢！

橘子美食：拿出榨汁机，让孩子压一压、转一转、摇一摇，酸酸甜甜的橘子汁出来啦！一起做陈皮，观察橘皮脱水的过程，原来黄色软软的橘皮变得干干的、硬硬的。

亲子制作

爸爸妈妈的童年味道也有许多是和“橘子”有关的，家长和孩子一起把橘子变出各种花样，让孩子在丰富体验中，给自己的童年留下一份家的专属味道。

橘子软糖

准备：橘子、白砂糖、苹果胶、玉米蔗糖，电子秤、原汁机、温度计、模具

制作步骤：

· 称量白砂糖、苹果胶、蔗糖备用；和孩子一起将橘子剥皮、分片备用。

· 将橘子榨汁，过滤果渣；放入煮锅，加热到 40 度后加入部分白砂糖和苹果胶，搅匀。

· 加热到 100 度，加入玉米蔗糖和剩余的白砂糖，搅匀并熬煮片刻，离火；倒入模具，待冷却凝固。

· 脱模，和孩子一起在表面裹上白砂糖。

橘子果冻

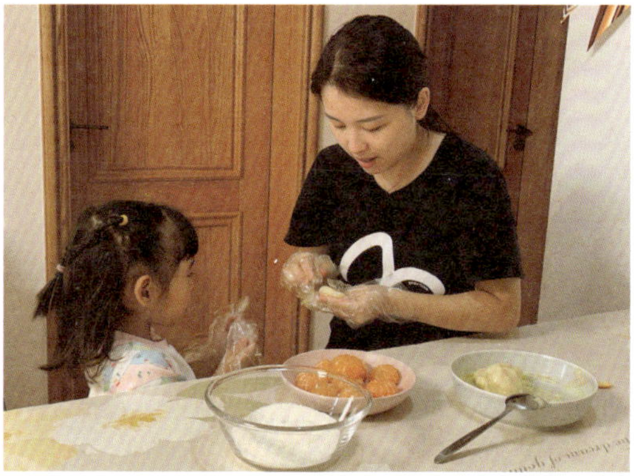

准备：橘子、纯净水、白糖、白凉粉、模具

制作步骤：

· 橘子剥皮，掰成瓣，清除所有的白色橘络。

· 锅里放 500 克纯净水，加入 30 克白糖、30 克白凉粉，用中火加热，搅拌至水开后关火；倒入约

250克橘子瓣。

·用勺子把橘子瓣和汤水舀进模具里。

·模具静置，待彻底凉透后，轻轻扣过来脱模。

橘子玛芬纸杯蛋糕

准备：4个橘子，低筋小麦粉130克，蜂蜜2勺，泡打粉4克，蛋黄2个，杏仁片少许

制作步骤：

·用盐充分擦洗橘子表面，冲洗后放锅里煮至橘子皮略有通透感。

·取出橘子肉，放入破壁机内搅打成橘子酱备用。

·取低筋小麦粉过筛入碗，加入适量蜂蜜、泡打粉、橘子酱以及蛋黄，充分搅拌均匀。

·装入可爱的小纸杯中，放在温暖的地方静置半小时左右。

·撒上适量杏仁片，放入烤箱，设置上下火180度，烤25分钟即可。

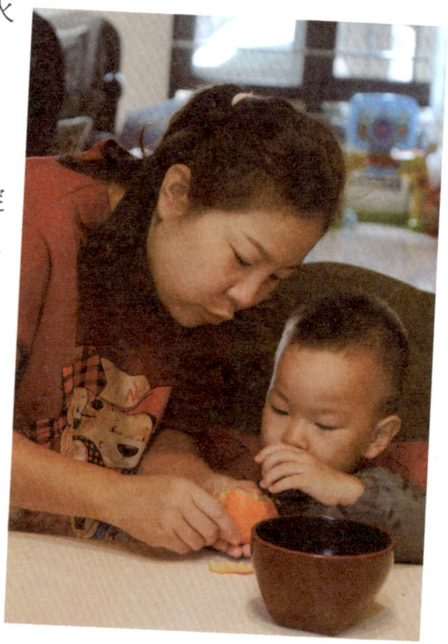

橘子糯米糍

准备：砂糖橘10个、糯米粉95克，玉米淀粉25克，牛奶165克，黄油15克，细砂糖45克，椰蓉适量

制作步骤：

·容器中倒入糯米粉、玉米淀粉、砂糖、牛奶搅匀。过筛到碗中，盖上保鲜膜，用牙签戳几个洞，放入锅中蒸25分钟。

·蒸好后放入黄油，让黄油慢慢融化，降温

至不烫手后，戴上手套将黄油与面团完全揉匀揉光滑。

·放在木罐里用木槌捶打，使糯米更筋道。

·把砂糖橘剥皮，准备好椰蓉。像包包子一样，在糯米中包入砂糖橘，再裹上椰蓉即可。

小鸡蛋的大冒险

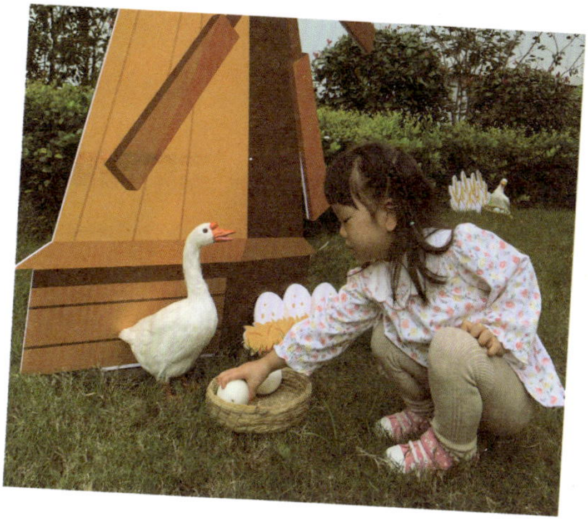

鸡蛋中有丰富的优质蛋白、氨基酸、脂肪以及钾、钠、镁、磷等重要的微量元素，且易被消化吸收，是人类最好的营养来源之一。鸡蛋的吃法多样，孩子们每天一个蛋，能有效增强体质、健脑益智。

亲子游戏

孩子常在玩中学，在玩中感受。家长将普通的鸡蛋变出多种花样，能带给孩子不一样的体验，给孩子留下温暖的亲子回忆。

找一找：鸡蛋可以变成各种各样的食物，鼓励孩子们去生活中找一找。

做一做：自己动手制作“美味蛋饼”。

玩一玩：鸡蛋怕摔，请孩子们“护送”蛋宝宝回家，还可以认识更多和鸡蛋长得很像的蛋宝宝。

剥一剥：鼓励孩子自己尝试剥鸡蛋。

比一比：和孩子一起看看、比比生鸡蛋和熟鸡蛋打开都是什么样子的。

亲子制作

对食材积极的情感，能有效避免儿童挑食、偏食等问题的发生。让孩子们认识各种各样的蛋，走进厨房，用稚嫩的小手制作香喷喷的鸡蛋美食，能让他们体会到食物之趣，感受温馨的进餐时光。

巧克力脆饼配树莓橙子

准备：面粉、黄油、鸡蛋、细砂糖、巧克力豆、牛奶、树莓、橙子

制作步骤：

· 将软化的黄油打至顺滑呈乳霜状，打入鸡蛋，加入砂糖。

· 筛入低筋面粉，混合成面团后加入巧克力豆，将面团揉成饼状。

· 放入烤盘中，预热好 160 度的烤箱，中层烤 15 分钟即可。

棒棒糖蛋卷

准备：鸡蛋、牛奶、面粉、火龙果汁

制作步骤：

· 分离蛋清、蛋黄。

· 蛋清里面加火龙果汁、面粉各 20 克；蛋黄里面加牛奶、面粉各 20 克，分别搅拌均匀。

· 不粘锅热锅刷油，先烙火龙果糊，后烙蛋黄糊，定型后取出。

· 做好的两张饼皮叠加到一起卷成卷，切成小块用牙签穿起来。

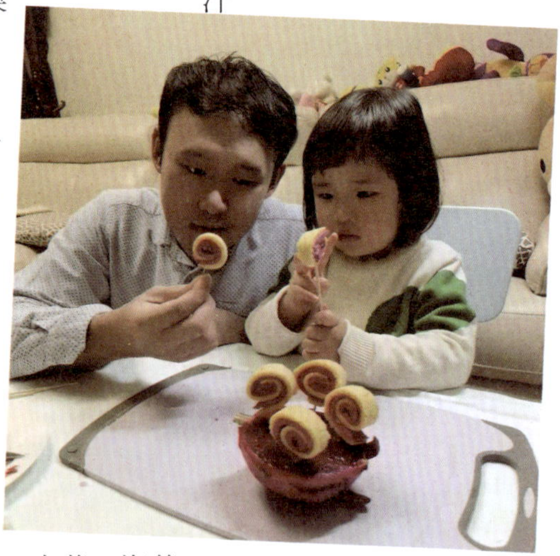

吉祥三宝

准备：鸡蛋、小番茄若干、火腿肠、生菜、海苔、

黑芝麻

制作步骤：

・将蛋煮熟，剥开，对半切开。

・在两片蛋之间层层叠放火腿肠、小番茄、生菜，再插上牙签。

・将煮熟的鸡蛋捏圆，用火腿肠、黑芝麻、海苔点缀小猪的五官。

班尼迪克蛋

准备：面包片、鸡蛋、培根、蘑菇片、柠檬、白醋、黄油、海盐

制作步骤：

・制作荷兰酱。隔水加热的锅中，依次放入蛋黄、水、白醋、柠檬汁、盐，不断搅拌至浓稠，加入澄清黄油。

・做流心水波蛋。水烧开，制造一个旋涡，关火后在旋涡中央放入鸡蛋，肉眼可见凝固后即可捞起。

・煎帕尔马火腿、炒蘑菇片，煎面包。依次摆盘。

冬瓜顶呱呱

冬瓜是盛夏初秋的家常必备食材。它的营养成分独具特色，含有充足的水分、较高的纤维素，几乎不含糖分、脂肪。冬瓜浑身都是宝，除瓜瓤可食之外，瓜皮、瓜仁、瓜藤、瓜叶也可入药，有清热止咳、祛湿消肿之功效。

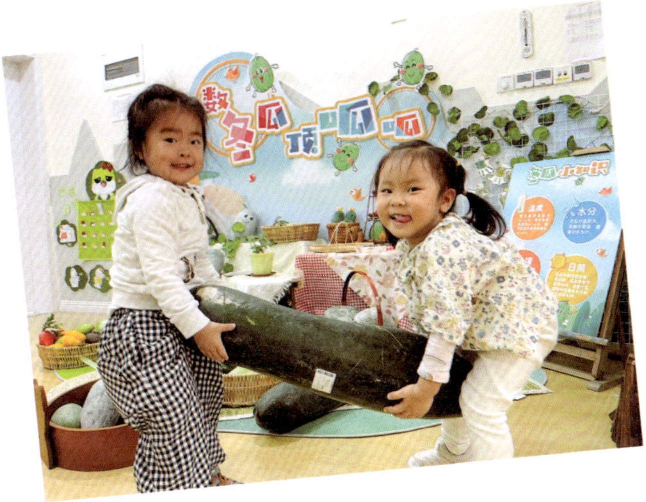

亲子游戏

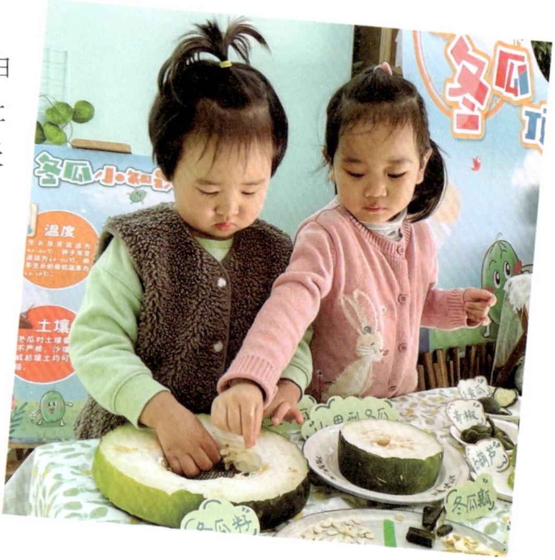

孩子是天生的探索家，家长借由冬瓜，佐以形式多样的互动，就能让孩子在有趣的亲子游戏中，迸发出天然的好奇心和探索的热情。

打开五感，与冬瓜亲密接触：看一看，冬瓜绿绿的；摸一摸，冬瓜皮滑滑的；拍一拍，“咚咚咚”；抱一抱，硬硬的……冬瓜也叫“枕瓜”，让我们躺在大冬瓜上——凉凉的！

切开冬瓜看一看：冬瓜是由冬瓜皮、冬瓜肉、冬瓜瓤和冬瓜子组成的，大肚子里有白白的冬瓜肉，摸上去湿漉漉的，还有小小的子和瓜瓤。冬瓜子不能吃，给冬瓜去子，用手抠一抠、用勺挖一挖。

一起煮冬瓜茶：穿上围裙，卷起衣袖，把冬瓜洗干净；加点红糖，煮一煮，过滤一下，尝一尝，冬瓜茶，味道不错！

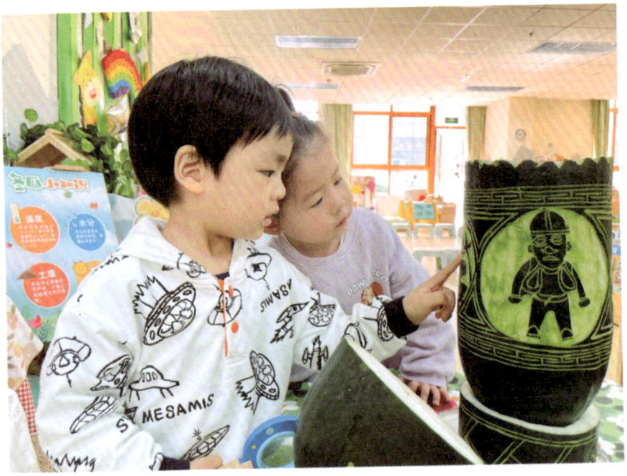

和冬瓜做游戏：冬瓜从小到大站一排，一起数一数。西葫芦、黄瓜和小冬瓜，比一比，认一认。

亲子制作

趁着孩子们对冬瓜的兴趣正浓，家长们趁热打铁，带着孩子一起制作冬瓜佳肴。这些制作和体验很日常，却能在孩子心中停留很久，成为一种美好的记忆。不是吗，我们回忆童年，印象最深的不一定是珍馐美馔，往往是妈妈做的家常便饭。

雪梨冬瓜羹

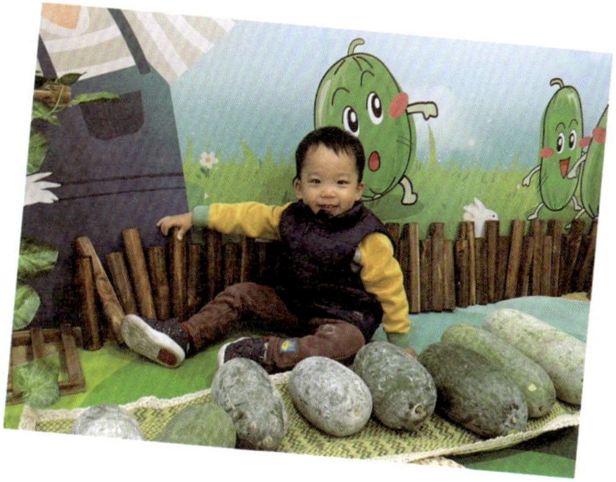

准备：冬瓜、雪梨、冰糖

制作步骤：

·冬瓜洗净切段，雪梨洗净切块。

·将雪梨放入锅中，加水煮开，转小火煮 20 分钟。

·加入冬瓜，煮 10 分钟，加入少许冰糖即可。

滋补养身冬瓜碗

准备：小冬瓜、鸡肉、红枣、枸杞、胡萝卜丁

制作步骤：

·洗净冬瓜皮，将冬瓜切开，呈碗状。

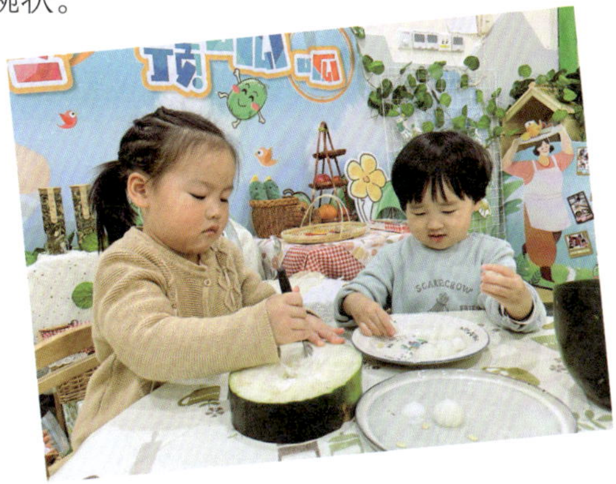

·用勺挖出瓜子、去除瓜瓤，可以雕刻边缘进行装饰。

·鸡洗净切块，下锅焯水；红枣去核、胡萝卜切丁。

·将准备好的食材放入冬瓜盅，加入清水及调料。

·将冬瓜盅放入蒸锅，隔水蒸熟。

水晶冬瓜卷

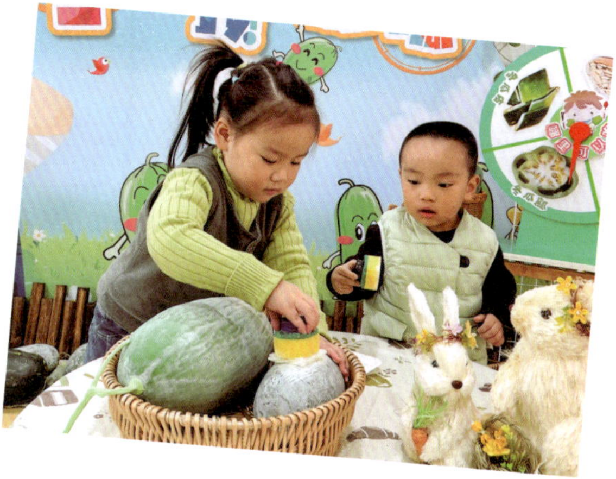

准备：冬瓜、黑木耳、胡萝卜、肉糜、小葱

制作步骤：

·冬瓜切薄片，焯水半分钟使其软化。

·木耳泡软后焯水切碎，胡萝卜去皮焯水切小丁，小葱切葱花，拌入肉糜，加适量料酒、蚝油和少许盐，搅拌均匀成馅。

·取一片冬瓜片平铺，放上适量馅，卷成冬瓜卷。

·放入盘中，水开后上锅，大火蒸 15 分钟。

·将蒸盘里的汤汁倒入小锅，加生抽、蚝油、少许盐烧开，淋于冬瓜卷上，摆盘。

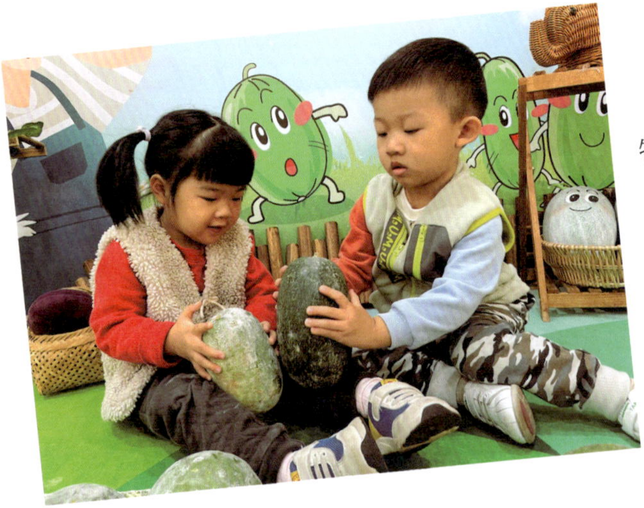

红烧冬瓜

准备：冬瓜、姜、植物油、盐、料酒、生抽

制作步骤：

·冬瓜处理干净后切块，加老抽着色。

·准备姜片、葱花、蒜蓉、虾仁（可选）等佐料；准备好淀粉勾芡。

·锅中放油，下蒜

蓉和姜片；放入冬瓜块，翻炒。

· 放入料酒、生抽，翻炒几分钟，倒入适量清水，盖锅盖焖烧 5 分钟。

· 根据口味加入适量盐，出锅。

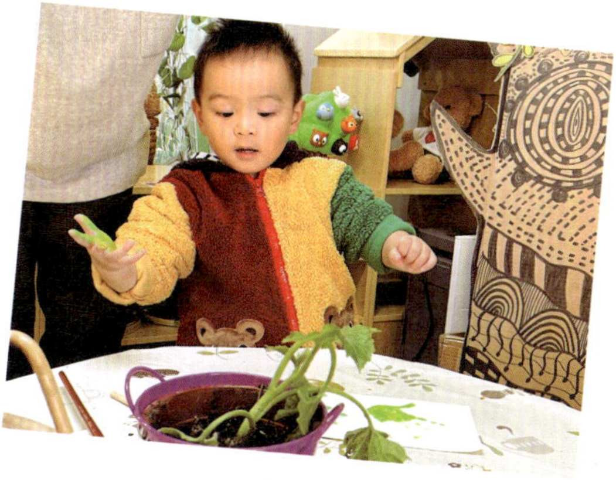

家庭食育小讲堂：快快乐乐吃饭香

吃饭应该是一个愉快的过程。老话说“饭前不训子”，其中包含的就有科学饮食的道理。人们在情绪不佳的时候，常常表现为没有胃口，或暴饮暴食，不管哪种方式，都容易导致肠胃功能的紊乱。0—3 岁的婴幼儿，消化吸收功能还不完善，当他们情绪不佳，带着压抑的情绪吃饭，不光影响食欲，导致消化不良，长此以往，也会让孩子将吃饭和不开心联系在一起，产生“厌食”的消极心理。

孩子不断成长，自主意识不断发展，客观决定了他们终有一天会什么都想要自己做决定，包括决定自己的饭量。但现实中，成人容易把自己的感受强加于孩子，担心孩子自己不能好好吃饭，担心孩子吃得不饱，以关心的方式逼迫孩子进食，长此以往，会让孩子对吃饭会越来越反感，好的饮食习惯和进餐能力也会在这样的方式下被越推越远。

其实，在家庭中，家长们只要采用一些小技巧，就能对孩子的进食情绪进行积极的引导。

如制作搭配好看的食物，谁都喜欢看美好的事物，秀色可餐的食物能激发孩子的食欲；

如儿歌、故事中出现的食物，在孩子吃饭时说给孩子听，将食物和孩子熟悉的事物相联系，更易激起他们尝试的兴趣；

如及时表扬孩子进食时的进步，真实的表扬对孩子是种鼓励，及时的表扬也同样会起到积极的引导和强化作用；

当然，还有一些家长不做，反而能事半功倍的原则。

（1）不限制孩子探索食物的兴趣

当孩子接触食物的时候，他们会去把玩、挤压、捏碎食物，这对孩子手眼协调发展有益。尤其是对没见过的食物，孩子们充满了好奇，比成人拿着玩具、努力吸引孩子去进行精细动作锻炼来得有效。

有研究指出，玩食物这种“触觉游戏”能够帮助孩子克服对食物的抗拒。尤其在婴幼儿阶段，这样的感官游戏能刺激大脑发育，而且，孩子主动发起的和食物之间的互动，也会让他们在吃食物时感受到放松。

（2）不忽视孩子自由选择的权利

孩子逐渐长大，就有了自己的思想，尽管他们还是一个小小人儿，却会想要行使自己的选择权，他们会咬勺，会学成人的样子把自己的训练勺插入碗里，舀出一点食物喂给成人，会按照自己的喜好来安排自己吃的顺序，不想吃了会把餐具推开，想吃了会多吃点……这时候，请家长尊重孩子的想法，给他自由选择的权利。

接纳孩子“吃”的天性，不要强迫孩子，不让孩子带着负面情绪吃，让孩子对自己的决定负责。

建议家长在吃这件事上给予孩子更多的空间，倾听他们内心的声音，允许他们去探索，引导他们吃得自由、快乐，这远比一顿饭的营养更能让他们受益终生。

三、2—3 岁幼儿的均衡营养食谱

（一）春季

酸甜带鱼片

材料：带鱼 500 克，糖 15 克，米醋 8 克，盐 2 克，精制油 15 克，水淀粉适量

做法：

1. 将带鱼去骨切成菱形片，撒少许干粉。

2. 开油锅炸熟带鱼片取出。

3. 锅中放入少许汤汁加入醋、糖、盐调味成糖醋汁，放入带鱼，略烧后用水淀粉勾芡即可。

营养及特点：带鱼的脂肪含量高于一般鱼类，且多为不饱和脂肪酸，具有降低胆固醇和健脑强身的作用。

玉米粒烩虾仁

材料：草虾 100 克，玉米粒 25 克，精制油 15 克，盐 2 克，蛋清、淀粉适量

做法：

1. 将虾剥壳，留下最后一节壳和虾尾。然后用刀在虾背上划一刀，用清水

洗净，沥干水分后，加少许盐、蛋清、干淀粉，拌匀上浆待用。玉米粒入水煮熟备用。

2. 将一干净炒锅放置炉上，放适量清水烧开后将虾仁滑水至熟，捞出沥净水分。

3. 炒锅中放入适量汤水，加少许盐，倒入虾仁、玉米粒，翻炒均匀，用水淀粉勾芡后出锅装盆。

营养及特点：无论是海虾还是河虾，都富含蛋白质、钙、磷等矿物质和维生素 A 等。玉米粒淀粉含量高，组成营养全面、清热解毒，有助于强健体魄的幼儿春季特色助长佳肴。

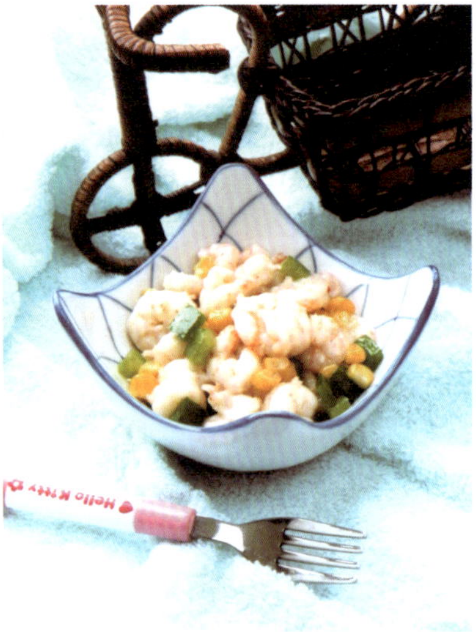

蒜香茼蒿菜

材料：茼蒿菜 300 克，蒜头 2 瓣，食用油、蒸鱼豉油、生抽酱油、糖适量

做法：

1. 茼蒿洗净切小段，蒜头去皮切片备用。

2. 锅中烧开水，加一汤勺食用油，焯熟茼蒿菜装盘备用。

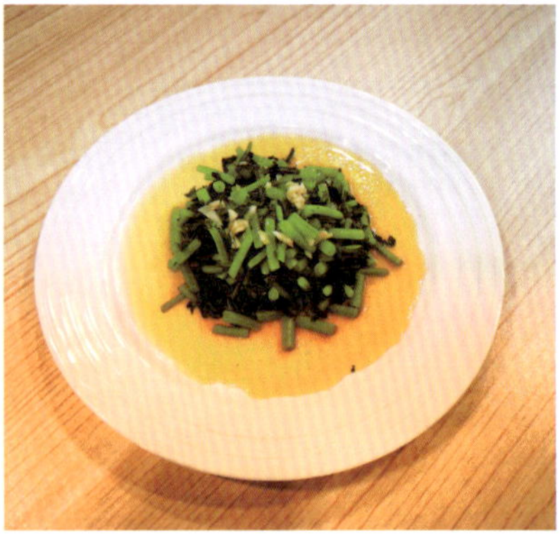

3. 平底锅中加入少量食用油，慢火煸炒蒜片至金黄色，滴入蒸鱼豉油、生抽，烧开后加少许糖提鲜，然后倒在茼蒿菜上即可。

营养及特点：茼蒿菜含有充足的维生素、胡萝卜素以及多种氨基酸和矿物质，且含粗纤维，对肠胃的蠕动有促进作用。大蒜杀菌起香，还可以预防呼吸系统疾病。

特别提醒：很多幼儿不喜欢吃茼蒿菜，觉得有异味。快速焯水去味，再用蒜香和豉油增香，会让孩子更乐于品尝。

莴笋瑶柱干丝

材料：莴笋 300 克，瑶柱 20 克，豆腐干 100 克，水发黑木耳 25 克，盐 1.5 克，麻油少许，鲜汤、水淀粉适量

做法：

1. 瑶柱蒸软，莴笋、豆腐干、黑木耳切成丝用开水锅焯水煮软。

2. 锅中倒入鲜汤调味，放进所有材料煨一下，勾芡滴少许麻油出锅。

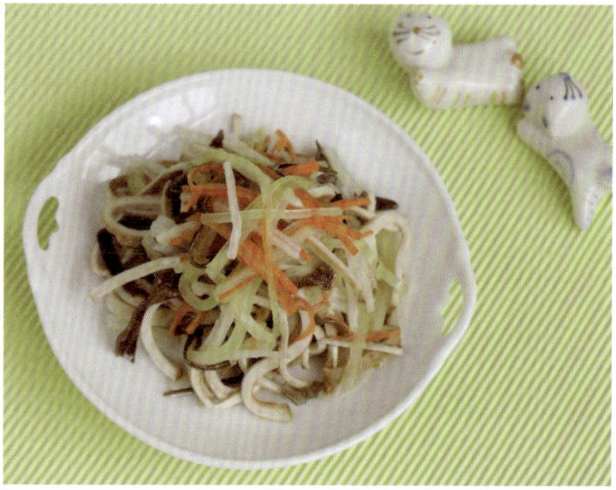

营养及特点：莴笋含有大量植物纤维素，能促进肠壁蠕动，通利消化道，帮助大便排泄；黑木耳补血润肠。

春令强健热拌饭

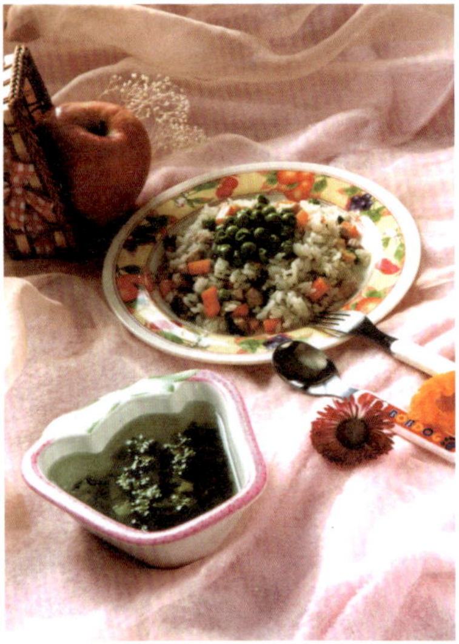

材料：大米300克，青豆150克，猪肉100克，鸡肉100克，香菇50克，胡萝卜50克，精制油、盐适量，黄酒、葱花少许

做法：

1. 大米洗净制成米饭待用，将猪肉、鸡胸脯、香菇、胡萝卜分别切成丁。

2. 炒锅中放少许油，放入葱花，肉丁、鸡丁、香菇丁、胡萝卜丁煸炒，加少许黄酒、酱油、汤汁烧煮片刻后放入米饭，加入盐、青豆一起翻炒，拌匀即可。

营养及特点：猪肉、鸡肉蛋白质质优量多，青豆钙质丰富，香菇有抗肿瘤作用，胡萝卜富含维生素A、胡萝卜素，荤素搭配、营养互补，鲜香味美，色彩亮丽。

特别提醒：若配上生菜腐竹肉骨汤，即组成营养全面的春令儿童套餐 。

枣香瓜仁糯米糕

材料：糯米粉150克，澄面25克，红枣50克，瓜仁碎10克，食用油10克，细砂糖50克做法：

1. 红枣洗净、蒸酥烂，去核，粉碎成泥备用。

2. 将糯米粉和澄面、细砂糖混合，加入红枣泥和食用油，适量清水，调成面糊状。

3. 将调好的面糊倒入平盘中抹平，撒上碎瓜仁，蒸熟即可。

营养及特点：热量丰富，红枣含糖量达60%以上，还有一定的矿物质和维生素，瓜仁含不饱和脂肪酸。组合为幼儿健康甜点，枣香味甘，香米糯软。

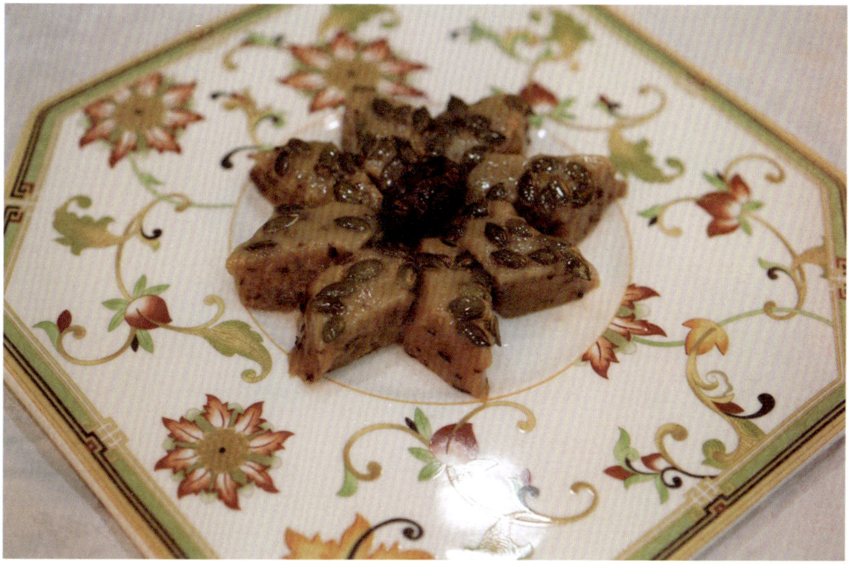

（二）夏季

番茄烩双色蛋片

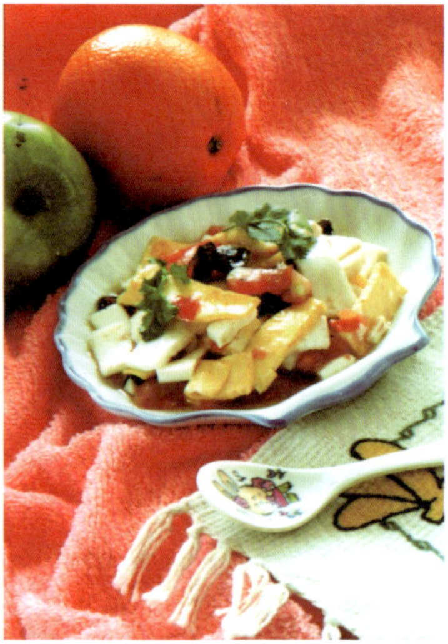

材料：鸡蛋400克，黑木耳5克，番茄50克，盐2克，高汤适量、精制油10克，水淀粉、麻油适量

做法：

1. 将鸡蛋分蛋清、蛋黄打入分别的盛器内，打散后加入少许水淀粉拌匀，分别放入涂油的盘中，上笼中小火蒸熟，冷却后取出，分别改刀成片。

2. 番茄洗净去籽改刀成片，黑木耳温水涨发去杂质，改刀为大小均等的片状。

3. 炒锅中加入油，放入番茄略炒片刻，加少许汤汁，放入黑木耳、蛋白片、蛋黄片、盐，烧滚后加入水淀粉勾芡，淋少许麻油即成。

营养及特点：鸡蛋营养丰富，补脑健体。蛋黄易消化，富含维生素和矿物质。蛋白中蛋白质充足，黑木耳铁质高，对心血管又有滋养作用。番茄中的有机酸，更利于铁质的吸收，又发挥了开胃消食的作用。

果味棒棒小鸡条

材料：鸡脯肉300克，鸡蛋1个，油10克，盐1.5克，酒、葱姜水、淀

粉适量，果珍、吉士粉少许

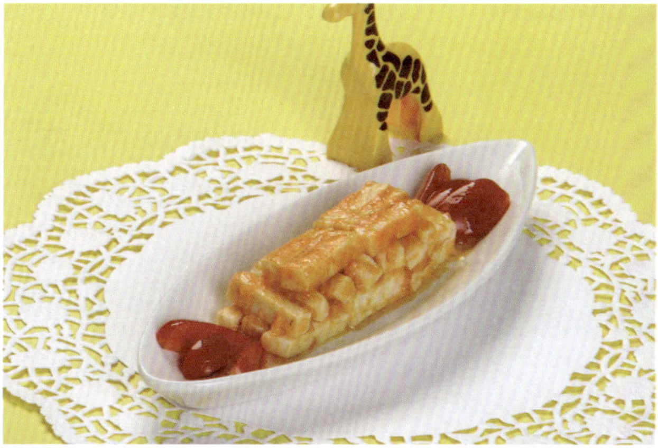

做法：

1. 鸡脯肉剁碎，加入盐、蛋清、葱姜水、生粉少许，拌匀上浆入锅蒸熟切条待用。

2. 炒锅放入葱姜水，放入果珍、吉士粉，加高汤，用水淀粉勾芡即可起锅装盆。

营养及特点：鸡肉蛋白质量多、质优，脂肪低，并含有一定的钙、磷、铁，维生素 B1、维生素 B2 等，营养丰富，鲜香无比，能促进幼儿食欲。

清甜蔬瓜

材料：黄瓜 200 克，山药 100 克，木瓜 100 克，盐 2 克，鲜汤适量，精制油 15 克，水淀粉少许

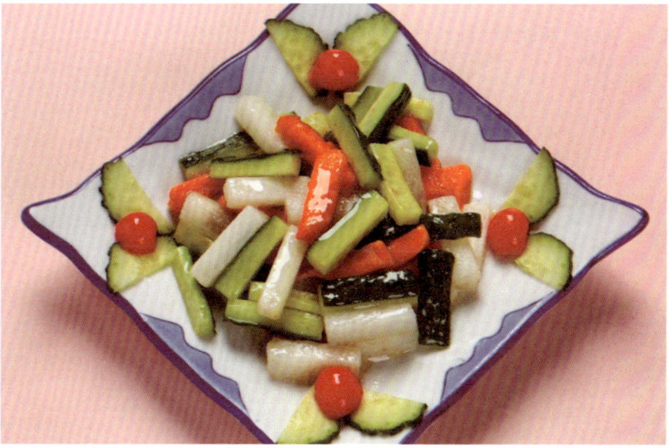

制作方法；

1. 黄瓜、山药、木瓜改刀成条入开水锅焯水一下沥干。

2. 锅烧热，放少许油烧热，材料下锅翻炒一下，加入少许上汤调味，烧沸勾芡即可。

营养及特点：黄瓜中所含的丙醇二酸，可抑制糖类物质转变为脂肪。此外，黄瓜中的纤维素可促进人体肠道内腐败物质的排除。

宝宝小香茄子

材料：茄子 100 克，肉糜 10 克，精制油 5 克，糖 5 克，盐、老抽、葱姜蒜少许，鲜汤、料酒适量

做法：

1. 茄子切成半圆形的厚片，葱姜蒜切成末。

2. 锅中放油烧热，放入茄子过油至软捞出。

3. 锅中留少许油煸香葱姜蒜，放入肉糜、酱油、料酒炒香后放适量鲜汤。放入糖、醋、盐调味，放入茄子煨一会儿勾芡即可。

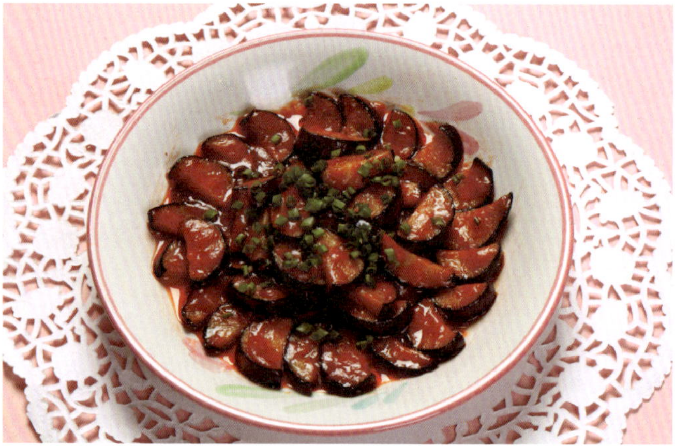

营养及特点：茄子含丰富的维生素 P，有助于提高免疫力，还有防治坏血病及促进伤口愈合的功效。

夏日什锦炒饭

材料：大米饭 350 克，黄瓜 100 克，土豆 100 克，水发香菇 50 克，猪肉 100 克，鸡蛋 1 个，精制油 15 克，盐 3 克，鲜汤适量，葱花少许

做法：

1. 将黄瓜、土豆分别洗净切成丁状，猪肉、香菇切成小丁状，猪肉中加入盐、淀粉上浆。

2. 在炒锅中放少许油烧热，放入肉丁煸炒，加黄酒及少许鲜汤，用中小火焖烧至肉丁酥烂，加入土豆、香菇烧煮至土豆酥烂，加入葱花、黄瓜丁、新鲜大米饭、盐一起翻炒即可。

营养及特点：热量丰富，荤素搭配。色泽艳丽，清爽可口。

特别提醒：若配上三丝（胡萝卜丝、青椒丝、蛋白丝）鲜汤，即成营养齐全的夏日营养套餐。

四喜蒸饺

材料：富强面粉 250 克，夹心猪肉 150 克，净虾仁 100 克，胡萝卜 50 克，芹菜 50 克，鸡蛋 1 个，水发木耳 50 克，盐、黄酒、糖、葱姜汁、麻油、生抽各少许

做法：

1. 盆中放面粉，倒入开水搅拌，揉成面团后盖上盖子醒 15 分钟左右。

2. 将虾仁洗净待用，猪肉剁成茸，在肉中加葱姜汁、盐、酱油、糖、黄酒、一起拌和上劲，然后拌入虾仁，即成饺馅。

3. 鸡蛋打散后摊成蛋皮，木耳用水泡软，将胡萝卜、木耳、芹菜、鸡蛋分别切成末。

4. 将醒发好的面团取出分成若干份，取其中一份擀圆，包入肉馅，将两边中间捏好，再将另两边的中间捏好，将露出来的口撑大，四边都要撑大，露出里面的肉馅。

5. 捏好的样子后，装入四种不同颜色的馅料，底部放胡萝卜片，上面放蒸饺，盖盖蒸 10 分钟左右即可。

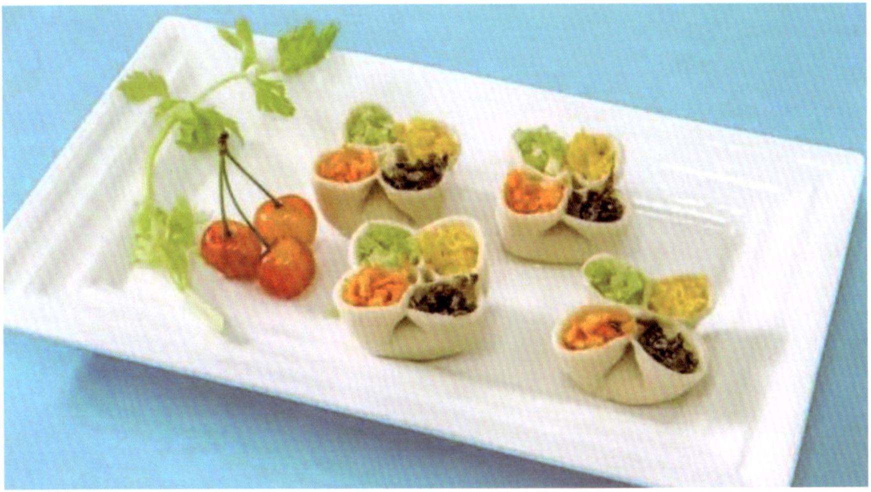

营养及特点：猪肉、虾仁、鸡蛋均含丰富的蛋白质和矿物质，胡萝卜利眼润肤、芹菜通便利尿、黑木耳补血润肠，组合成营养丰富，色彩艳丽的自然食物，是婴幼儿喜爱的美点。

（三）秋季

黄油鸭脯

材料：鸭胸肉 300 克，黄油 50 克，盐 1.5 克，洋葱适量，葱姜、料酒少许

做法：

1. 鸭肉洗净，切成 1 厘米左右的厚片，用洋葱、料酒、葱姜、盐腌渍 30 分钟左右。

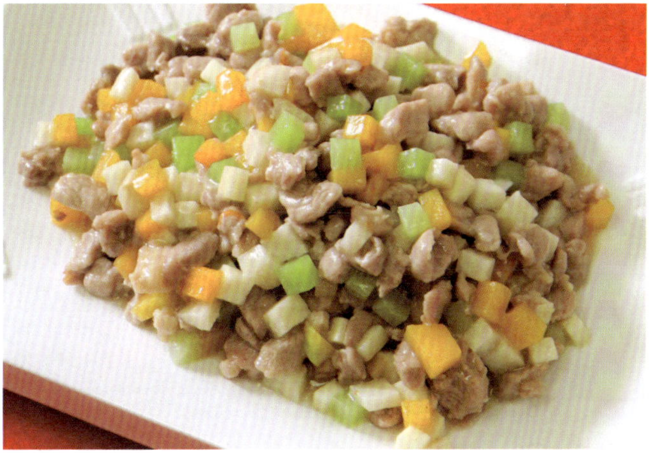

2. 烤箱预热 220 度，将腌渍好的鸭肉平铺在烤盘上，撒上黄油丝（或片），烤至颜色淡金黄且肉质成熟即可。也可搭配时蔬炒制。

营养及特点：鸭肉蛋白质含量低于鸡肉，但脂肪、碳水化合物高于鸡肉，另含

多量的维生素和矿物质。整体上肉质肥嫩，色香俱佳。

特别提醒：鸭肉肥润味鲜美，腹泻、感冒不宜食。

香梨烩核桃肉圆

猪肉 100 克，核桃仁 20 克，香梨 1 个，精制油 10 克，盐 0.5 克，鸡蛋、葱、姜汁、淀粉适量

做法：

1. 猪肉洗净制成茸状，加入少许盐、鸡蛋液、淀粉搅拌成肉胶状待用；香梨去皮切粒。

2. 取肉茸用手挤成丸子状，入温水锅中加热至熟；核桃仁掰粒状下油锅变黄取出沥净油。

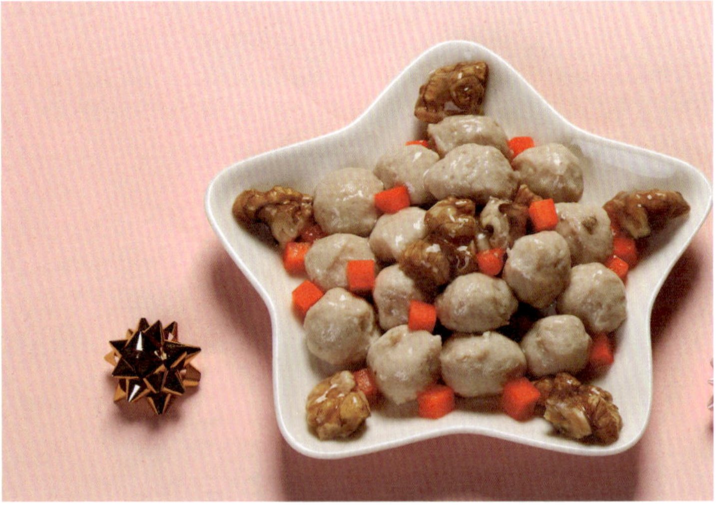

3. 炒锅中留少许油，加适量汤汁放入肉丸和核桃仁粒，加少许盐烧开，用水淀粉勾芡后出锅装盘。

营养及特点：猪肉营养丰富，蛋白质、脂肪充足，多为饱和

脂肪酸，胆固醇含量也高，还富含维生素 B1、锌等，是幼儿最常食用的动物食品，适量食用可促进幼儿智力的提高。核桃仁更是不饱和脂肪丰富的补脑佳品，组成促进幼儿健康成长的四季补脑美食。

特别提醒：果仁可用松仁、榛果、核桃、腰果等富含不饱和脂肪酸及钙、磷、锌、锰等健脑益智食品替用，口味丰富，功效倍增。

洋葱番茄煲健身鱼丸

材料：净青鱼肉 200 克，鸡蛋 1 个，洋葱 100 克，番茄 100 克，玉米粒 50 克，精制油、葱姜水、水淀粉适量，盐、白糖、黄酒少许

做法：

1. 净鱼肉制成茸，加葱姜水、盐拌和上劲，再加蛋清、少许水淀粉拌匀上劲后，取一炒锅放入适量水，将茸制成大小相等的鱼丸，入水锅中加热至九成开鱼丸成熟，捞出待用。洋葱、番茄切成丁待用。

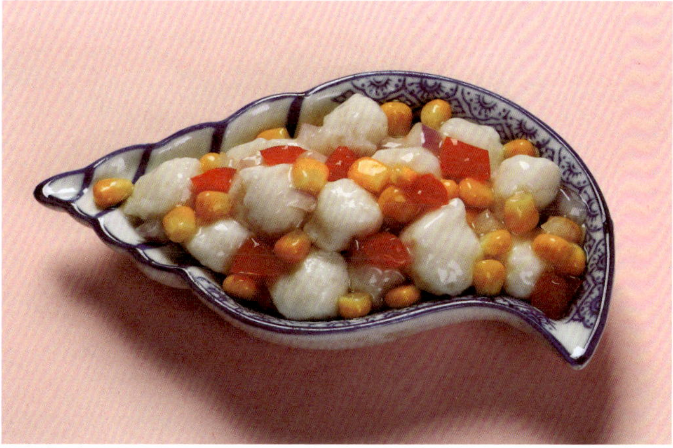

2. 炒锅烧热，放入洋葱煸出香味，放入番茄丁、玉米粒煸炒，加少许汤汁，

放入鱼丸加盐、白糖、黄酒烧开后加入水淀粉勾芡，淋上熟油盛入特制煲中，再置炉上加热后，煲至材料入味即可。

营养及特点：具有维生素、矿物质、蛋白质等多种综合营养成分，洋葱具有杀菌、抵抗疾病之功效。

特别提醒：若把玉米粒绞碎，更有利幼儿消化吸收。

松仁肉糜烩豆腐

材料：豆腐100克，松仁5克，肉糜15克，青圆椒5克，胡萝卜5克，黄椒、食用油、盐、水淀粉适量

做法：

1. 松仁入烤箱烤至淡金黄备用；青圆椒、胡萝卜、黄椒切小粒备用。

2. 豆腐切丁，焯水后浸泡在冷水中备用。

3. 锅内放少许油，将肉糜煸炒，放入胡萝卜，翻炒均匀后加入适量肉汤，倒入豆腐丁，烧开后撒入青圆椒粒和黄椒粒，翻拌均匀后用水淀粉勾芡即可。

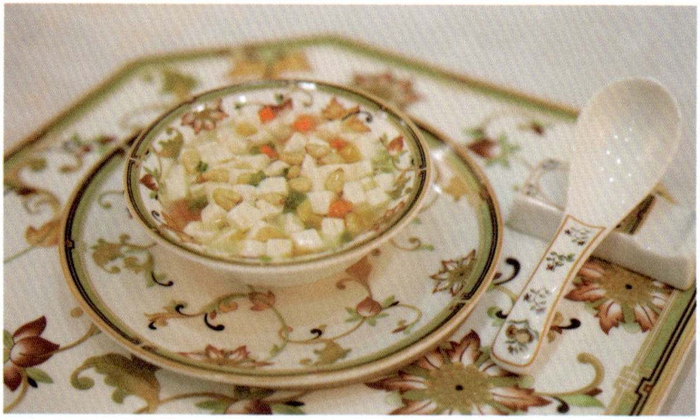

营养及特点：蛋白质、

脂肪、维生素A、维生素C、钙、铁、磷丰富，是秋天滋润美肤的幼儿特色菜。

金秋润燥米饭

材料：大米350克，猪肉100克，鸭脯肉100克，芋头150克，毛豆仁50克，胡萝卜50克，金针菇50克，精制油15克，盐3.5克，酱油适量，黄酒、葱姜末少许，鲜汤适量

做法：

1. 将猪肉、鸭脯肉切丁，胡萝卜、芋头削皮切丁，毛豆仁剁碎，金针菇切丁。

2. 炒锅中放油，加葱姜末煸出香味，放入猪肉丁、鸭肉丁煸炒，加黄酒、酱油煸炒片刻，放入芋头丁、碎毛豆、金针菇丁一起煸炒后取出待用。

3. 取一干净锅，放入适量鲜汤，烧开后倒入淘洗过的大米，大火烧开，略待米饭涨发时，倒入其他材料，加盐适量，用炒勺拌匀后盖上锅盖，中火煮出香味，用小火焖至熟透即可。

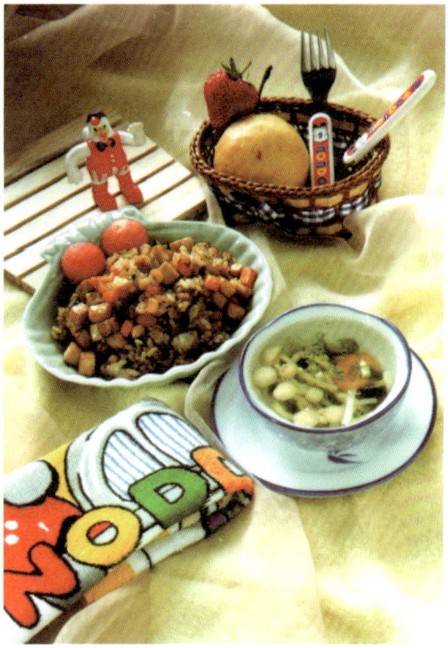

营养及特点：芋头、胡萝卜可增强肌体抗病能力，毛豆为鲜豆中锌含量较高的豆类，金针菇为健脑益智菇，猪肉、鸭肉蛋白质丰富，

热量充足，组成营养丰富的金秋儿童营养米饭。米饭松软，美味可口。

特别提醒：若配上紫菜海米豆腐汤，营养更全面。

玫瑰豆沙迷你包

材料：面粉100克，玫瑰豆沙50克，食用油5克，细砂糖10克，酵母2克，泡打粉少许

做法：

1. 将玫瑰豆沙搓成弹珠大小的豆沙馅心。

2. 面粉加入干酵粉、泡打粉、食用油及细砂糖20克，用温水搅拌成均匀、软硬适中的发酵面团，放置片刻后，搓条制成剂子，擀成皮子，包入馅心，制成小圆包。

3. 将做好的小圆包放入笼屉中醒发至松软，大火蒸12分钟即可。

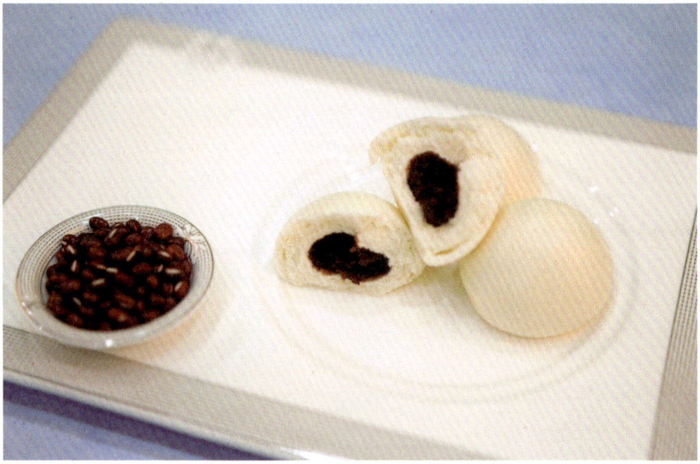

营养及特点：红豆沙健脾利尿，通畅肠道，组合成热能丰富的特色点心。

（四）冬季

红薯粒溜牛肉粒

材料：牛肉 100 克，红薯 30 克，精制油 5 克，酱油 8 克，糖 5 克，盐 0.5 克，鸡蛋液，洋葱、淀粉各适量

做法：

1. 牛肉与洋葱一起绞碎，加鸡蛋液、盐、糖、酱油、干淀粉，搅拌成牛肉胶，入烤箱用 200 度烤熟成牛肉糕，切成小粒，红薯去皮，切成和牛肉条大小相仿的形态，煮熟备用。

2. 炒锅中加适量鲜汤，烧开后放入牛肉粒和红薯粒，汤汁烧开后加适量盐调味，用水淀粉勾芡，淋上精制油即可。

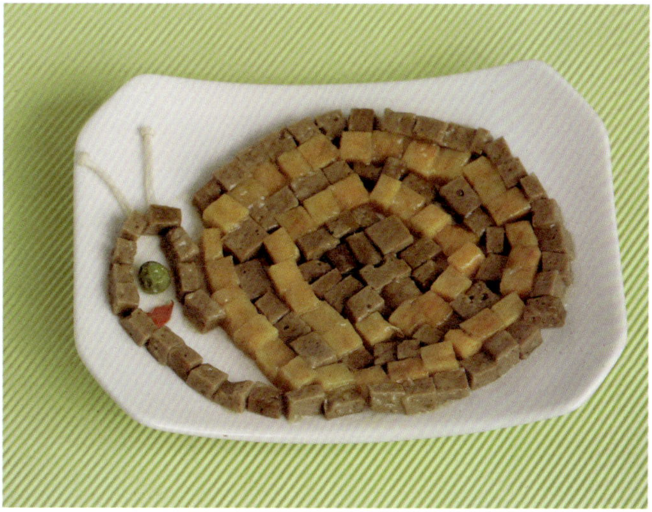

营养及特点：牛肉蛋白质含量高，强健筋骨，洋葱杀菌起香，有利于幼儿健体强身。红薯有丰富的碳水化合物和食物纤维，有助于人体的消化。咸中带甜，便于咀嚼。

特别提醒：制作牛肉糕时，牛肉尽量绞得细腻，

制作出来的牛肉糕口感更嫩滑。

奶香增暖羊肉粒

材料：羊肉 100 克，山药 20 克，洋葱 20 克，胡萝卜 10 克，精制油 5 克，盐 0.5 克，白糖少许，牛奶、淀粉适量

做法：

1. 将洗净的羊肉切成粒状，加入少许盐、蛋清、淀粉拌匀上浆待用，将山药、洋葱、胡萝卜均切成粒状待用。

2. 取干净炒锅，放置炉火上烧热，放入适量精制油，烧成二成热时，放入羊肉粒划散，加热至熟取出。

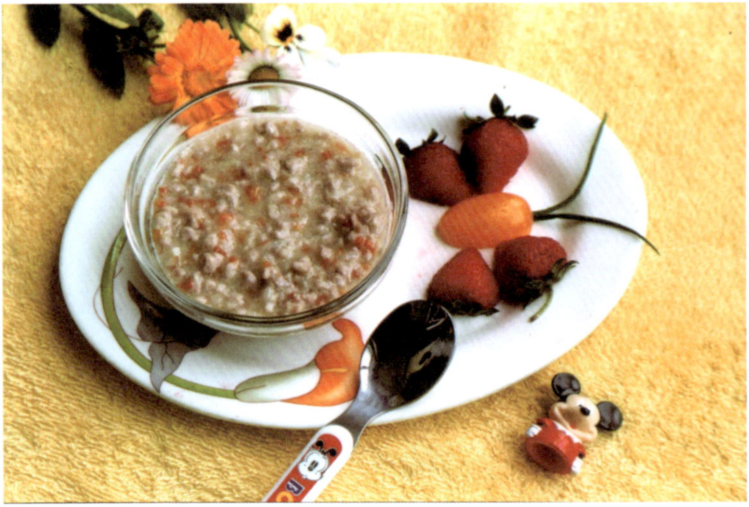

3. 炒锅中油倒出，留少许油放入洋葱煸炒出香味，放山药粒、胡萝卜粒一同煸炒后，加入少许汤水、适量牛奶、少许盐、白糖，放入羊肉粒烧开后，略煮片刻，用水淀

粉勾芡，淋少许油出锅装盘。

营养及特点：羊肉含蛋白质较高，脂肪含量比猪肉低，又含少量糖类、钙、磷、铁和维生素 B1、维生素 B2 等，是营养丰富的动物食品。山药健脾益肾，洋葱有杀菌防病的特效，胡萝卜中的胡萝卜素丰富，有调节新陈代谢、增强人体免疫力的作用，加上用牛奶烹制，蛋白质、脂肪、钙、磷质更为充足，合为强身驱寒的冬令宝宝佳肴。

特别提醒：羊肉滋补大有用，若遇西瓜定相侵，若遇萝卜味增香。羊肉为养生暖体的优良食品，适合冬季多食用，夏季少让幼儿进食，内热的幼儿忌食。

菌菇娃娃菜

材料：娃娃菜 200 克，平菇 50 克，鸡蛋 1 个，盐 1.5 克，精制油 10 克，水淀粉、鲜汤适量

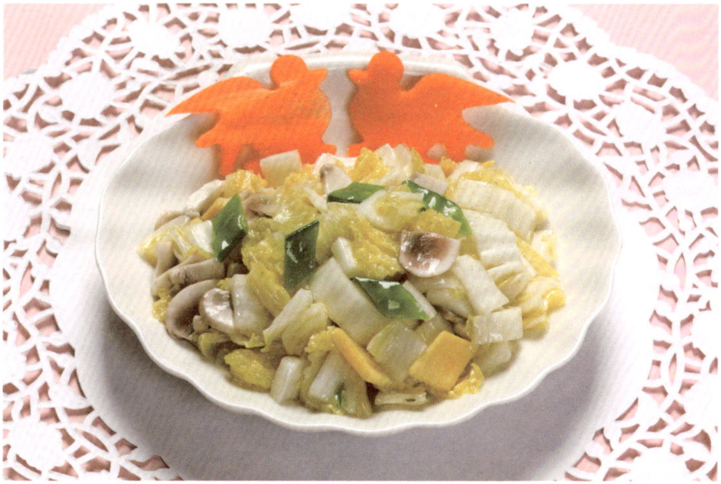

做法：

1. 娃娃菜去根和平菇一起切成片，倒入开水锅中焯水，捞起沥干。

2. 鸡蛋去壳搅碎做成鸡蛋皮，切片。

3. 锅中放少量鲜汤，烧开加盐调味，倒入材料烧开勾芡即可。

营养及特点：娃娃菜味道甘甜，富含维生素和硒，叶绿素含量较高，营养丰富，经常食用增强抵抗力；平菇调理疾病、增强免疫、益智健脑；鸡蛋是高蛋白食物中吸收率较高的食物，三者组合成增强免疫力、老少皆宜的健康佳肴。

黑木耳、胡萝卜炒花菜、西蓝花

材料：西蓝花 50 克，花菜 50 克，胡萝卜 15 克，木耳少许，食用油、水淀粉、盐、肉汤适量

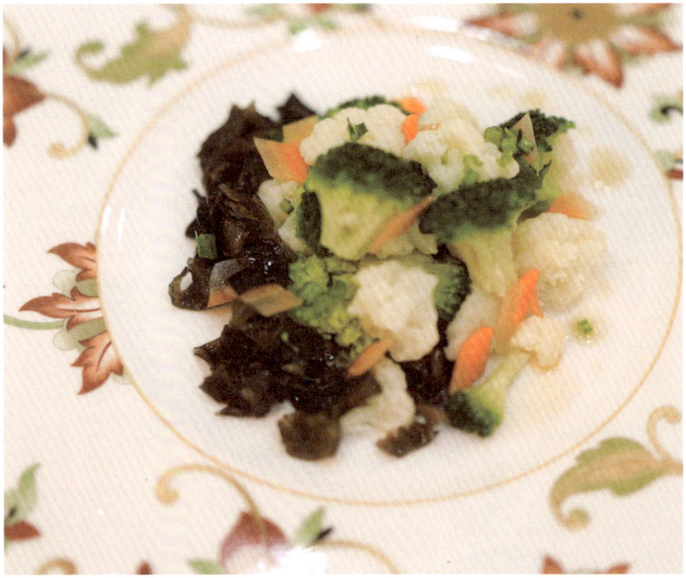

做法：

1. 西蓝花、花菜用剪刀剪下小朵菜花；胡萝卜和黑木耳切小片备用。

2. 将切好的材料入开水锅焯水后沥干取出。

3.锅中放适量肉汤，倒入材料，加盐调味，用水淀粉勾芡即可。

营养及特点：西蓝

花有增强机体免疫功能，维生素 C 含量极高，有利于幼儿的生长发育。菜花是含有类黄酮最多的食物之一，类黄酮除了可以防止感染，还是最好的血管清理剂。

冬天增暖煨饭

材料：大米 350 克，猪肉 100 克，牛肉 100 克，黄芽菜 200 克，胡萝卜 50 克，黑木耳 10 克，洋葱 50 克，精制油 15 克，盐 3.5 克，酱油适量，黄酒少许，鲜汤适量

做法：

1. 将猪肉、牛肉、黄芽菜、胡萝卜、洋葱均匀切丝、黑木耳切碎。

2. 炒锅中放油，洋葱丝煸出香味，放入猪肉丝、牛肉丝煸炒，加酱油煸炒片刻，放入黄芽菜、胡萝卜、黑木耳一起煸炒片刻后取出待用。

3. 用一干净锅，放入适量鲜汤，浇开后倒入淘洗过的大米，大火烧开，略煮片刻，待米饭涨开而汤不干时，倒入炒好的肉丝等，加盐适量，拌匀后盖上锅盖，中火煮香，小火焖至熟透即成。

营养及特点：煨饭为荤素搭配、营养丰富的花色饭，蛋白质、脂肪、碳水化合物、维生素、矿物质营养全面，热量充足。饭粒松软，香鲜味美。

特别提醒：配上香菜蘑菇肉汁汤，营养更充分。

虾茸贝贝千层酥

面坯材料：面粉 250 克，黄油 150 克，鸡蛋 1 个、绵白糖少许

馅心材料：虾仁 100 克，洋葱适量，盐、芝麻油少许

做法：

1. 用面坯材料制成酥皮面坯，用模具截成椭圆形酥皮坯。

2. 将虾仁剁碎，加洋葱末、盐、芝麻油制成虾仁馅后，挑在各个酥皮坯上。

3. 将酥皮坯对折，抹上蛋液、撒上白芝麻，放入烤箱，用 200 度炉温烤制 15 分钟左右即可。

营养及特点：虾仁含有丰富优质蛋白及钙质，对幼儿助长很有益。以虾仁为馅心所制的千层酥，咸鲜适中、口感丰富，很受婴幼儿的喜欢。

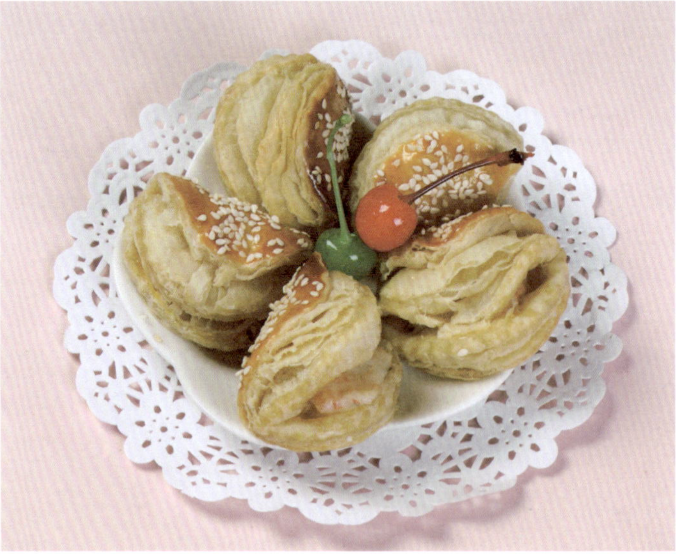

附录

附录一 常用调味品的营养功效

名称		营养作用	食用功效
食用油	豆油	含少量硬脂酸和棕榈酸，大量亚油酸、油酸、亚麻酸等，并含有较多磷脂、固醇、维生素E等。为日常食品中的主要调味品，改善食品的色香味形。增加热量，有利于脂溶性维生素溶解。	有润肠解毒驱虫的功效，尤其对肠虫、肠道梗阻、大便秘结不通等有特效。
	花生油	除含硬脂酸、棕榈酸、亚油酸、油酸等外，还含有花生酸、月桂酸等。为食品中的主要调味品，改善食品的色香味形。热量充足，经常食用有利于免疫力的提高。	有补中润燥的功效，对食少乏力、肺热燥咳等尤为有效。
	麻油	除含亚油酸、油酸、棕榈酸、花生酸、维生素E、卵磷脂、固醇等外，还含芝麻素、芝麻林素、蛋白质、钙等。为食品中的重要调味品，少量添加，改善食品的香味。有利于脂溶性维生素溶解。	有益气血、补肝肾、健脑力、润燥、除虫、解毒生肌等功效，对筋骨无力、肠燥便秘、蛔虫积腹痛等有疗效。
	油菜籽油	含有油酸、亚油酸、亚麻酸、固醇和适量蛋白质、生育酚等。为普通食品中的主要调味品，改善食品的口味。热量充分，有利于促进食欲。	有润燥缓下、消肿散结等功效。对肿毒、便血等有奇效。
盐		主要成分为氯化钠，其次还含氯化钾、氯化钡、碳酸镁、碘质等。所含的微量元素被机体充分利用，又是烹调菜肴不可缺少的调味品。为百味之主。	有清热凉血的功效，对目赤肿痛、齿龈出血、腹痛吐泻、化痰通络、坚肌强骨等有显著效果。
白糖		含糖类99%以上。主要为葡萄糖和果糖。含微量蛋白质、多种氨基酸、钙、铁、磷和多种维生素等。能增加人体热量，还可提鲜味、降咸味、添美味、增食欲。	有润肺生津、补中缓急、养肝益脾、和胃止呕、清热泻火的功效。

酱油	含有一定量的蛋白质、脂肪和糖类，其中包含多种赖氨酸和多种维生素，钠、钙、镁、钾、铁等无机盐。被人们公认为营养丰富、滋味鲜美的调味品。	有解热除烦的功效，可治疗疮初起、暑热烦躁等。
醋	含醋酸、少量B族维生素、维生素C及钙、磷、铁。除腥增鲜，促进消化吸收，提高营养价值。	有消食开胃、散瘀止血、杀虫解毒的功效，还能促进人体免疫力提高。
葱	含蛋白质、脂肪、糖类、维生素、胡萝卜素、粗纤维、烟酸、钙、磷、铁和葱蒜辣素等成分，作为调味品香鲜嫩滑，去膻解腥消毒。	有祛风发表、通阳发汗、清肺健胃、消肿解毒的效用。能增强人体免疫力，提高抵抗病菌侵袭的能力，还有软化血管、预防动脉硬化的功效。
姜	含蛋白质、糖类、粗纤维、胡萝卜素、维生素、钙、磷、铁，还有挥发油、姜辣素、天门冬素等成分。是家家户户烹制菜肴的主要调味品，有去膻解腥、提鲜添香、增进食欲的作用。	有温中发表散寒、祛痰镇咳之效。更有增强消化吸收功能，起到健胃止呕作用。
蒜	除含有蛋白质、脂肪、糖类、多种维生素、胡萝卜素、铁、磷，还含有大蒜辣素、芳香醇等成分。既作蔬菜又可调味。	有温中健胃、消食理气、化肉消谷、杀虫除湿、消炎杀菌和解毒的疗效。对防止心血管疾病有特效。

（来源：《上海市 0–3 岁婴幼儿家庭科学育儿指导手册 · 营养健康系列》）

附录二 6—24 月龄婴幼儿辅食添加要点

<table>
<tr><th>月 龄</th><th>频次（每天）</th><th>母乳之外食物</th><th>食物质地(稠度/浓度)</th><th>食物种类</th></tr>
<tr><td>6 个月之后（6 月龄）开始添加辅食</td><td>继续母乳喂养，从 1 次开始添加泥糊状食物，逐渐推进到 2 次。</td><td>从尝一尝开始，逐渐增加到 2—3 小勺。</td><td>稠粥、肉泥、菜泥。</td><td rowspan="4">辅食主要包括以下 7 类：
1. 谷薯、主食类（稠粥、软饭、面条、土豆等）
2. 动物性食物（鱼、禽、肉及内脏）。
3. 蛋类。
4. 奶类和奶制品（以动物乳、酸奶、奶为主要原料的食物等）。
5. 豆类和坚果制品(豆浆、豆腐、芝麻酱、花生酱等)。
6. 富含维生素 A 的蔬菜和水果(南瓜、红心红薯、芒果等)。
7. 其他蔬菜和水果(白菜、西蓝花、苹果、梨等)。
*添加辅食种类每日不少于 4 种，并且至少应包括一种动物性食物、一种蔬菜和一种谷薯类食物。</td></tr>
<tr><td>6—9 月龄</td><td>继续母乳喂养，逐渐推进（半）固体食物摄入到 1—2 次。</td><td>每餐 2—3 勺，逐渐增加到 1/2 碗（250 毫升的碗）。</td><td>稠粥、糊糊、捣烂煮烂的家庭食物。</td></tr>
<tr><td>9—12 月龄</td><td>逐渐推进（半）固体食物摄入到 2—3 次，继续母乳喂养。</td><td>1/2 碗（250 毫升的碗）。</td><td>细细切碎的家庭食物、手指食物、条状食物。</td></tr>
<tr><td>12—24 月龄</td><td>3 次家庭食物进餐，2 次加餐，继续母乳喂养。</td><td>3/4 碗到 1 整碗（250 毫升的碗）。</td><td>软烂的家庭食物。</td></tr>
</table>

（来源：《3 岁以下婴幼儿健康养育照护指南（试行）》）

图书在版编目（CIP）数据

0—3 岁婴幼儿膳食与食育 / 中国福利会托儿所编著；方玥主编 . -- 上海 : 中国中福会出版社 , 2024. 7.
ISBN 978-7-5072-3739-9

Ⅰ . R153.2

中国国家版本馆 CIP 数据核字第 2024NK2652 号

0—3 岁婴幼儿膳食与食育

中国福利会托儿所　编著
方　玥　主编
程　丹　许敏霞　高黎亚　副主编
曾云皓　姜　涛　卞静杰　参与编写

出 版 人　屈笃仕
责任编辑　凌春蓉
责任校对　胡佳瑜

出版发行：中国中福会出版社
社　　址：上海市常熟路 157 号
邮政编码：200031
电　　话：021-64370553
传　　真：021-64370553

经　　销：全国新华书店
印　　制：上海龙腾印务有限公司
开　　本：787mm × 1092mm　1/24
字　　数：100 千
印　　张：5.5
版　　次：2024 年 7 月第 1 版
印　　次：2024 年 7 月第 1 次印刷
书　　号：ISBN 978-7-5072-3739-9/R · 20
定　　价：45.00 元